U0288256

恐龙疗法 1

做自己就好

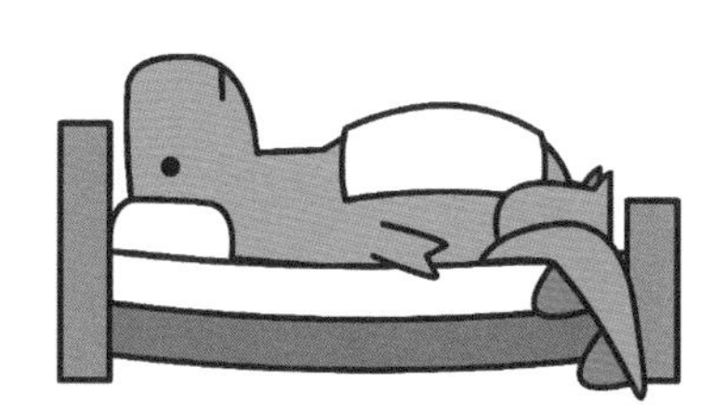

[英国] 詹姆斯·斯图尔特 著　　[加拿大] K. 罗梅伊 绘

简里里 译

译林出版社

图书在版编目（CIP）数据

恐龙疗法. 1，做自己就好 / （英）詹姆斯·斯图尔特（James Stewart）著 ；（加）K.罗梅伊绘 ；简里里译. 南京 ：译林出版社，2024. 8. -- （译林冻鳗）.
ISBN 978-7-5753-0224-1

Ⅰ. R161.1-49

中国国家版本馆 CIP 数据核字第 2024HG7312 号

著作权合同登记号 图字: 10-2022- 356号

恐龙疗法1：做自己就好 [英国] 詹姆斯·斯图尔特 / 著 [加拿大] K.罗梅伊 / 绘
简里里 / 译

责任编辑 金 薇
装帧设计 韦 枫 景秋萍
校 对 施雨嘉
责任印制 闻媛媛

原文出版 HarperCollins Publishers, 2021
出版发行 译林出版社
地 址 南京市湖南路 1 号 A 楼
邮 箱 yilin@yilin.com
网 址 www.yilin.com
市场热线 025-86633278
印 刷 南京新世纪联盟印务有限公司
开 本 787 毫米 ×1092 毫米 1/32
印 张 4.5
版 次 2024 年 8 月第 1 版
印 次 2024 年 8 月第 1 次印刷
书 号 ISBN 978-7-5753-0224-1
定 价 49.00 元

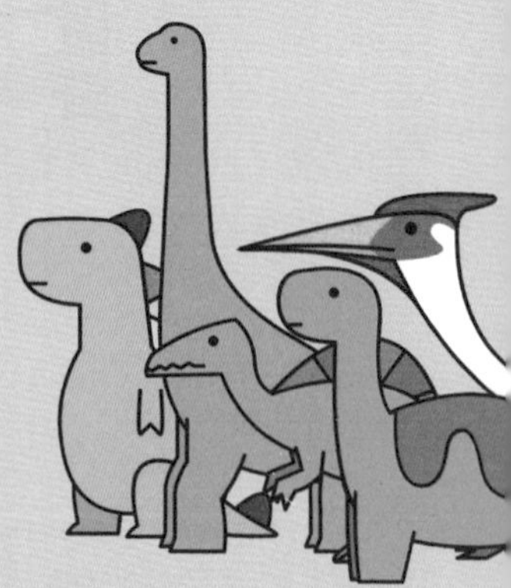

目录

Contents

关于作者

2019年我被诊断为ADHD（注意缺陷多动障碍），2020年底，我把画网络漫画变成了我的全职工作。这两者之间虽然没有直接关联，但是我的确从这个诊断中获得了最佳借口。

首先，我再也不纠结为什么我在办公室工作那么难受，而且也特别不擅长。我想要逃离朝九晚五的生活的想法也不再是个自私的幻想。于我，它是自我保护的必要手段。

其次，我也不再将我的抑郁感视为我无法做事、无法踏出自己舒适区的原因。如今我有了一个特别的理由：我的ADHD使我没办法用普通的方式工作。如果我要好起来，我就得寻找其他的方式。

最后，因为我无法专注在写作上很长时间，所以我写的常常无法反映我的想法。我其实能够写好——我只是需要找对媒介。我需要在我的注意力分散以前，将我的想法快速和清晰地表达出来。

这就向你介绍K.，我的朋友，一个艺术家和我的合作伙伴；以及恐龙和漫画是如何开始的。

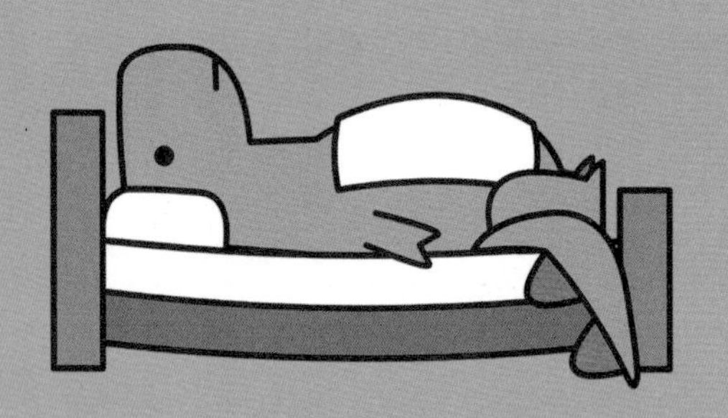

做自己就好

对于这本书，一开始你可能想了解：为什么是恐龙？我很想给出一些炫酷的答案，比如这个从形体到性格上都和我们人类迥异的生物能够帮助我做更深刻的思考等等。但真实的原因是恐龙很酷，而且K.很擅长画恐龙。也许在更深处我们还有些其他理由，但如果有，也仅仅是个美丽的巧合。

我深信这本书能够迅速地将人们联结，原因之一是它的时机。它在2020年9月上市，其时正是新冠肺炎成为我们生活的一部分，而未来还遥遥无期之时。人们都在自己的房子里面隔离，都想寻找新东西去娱乐，同时孤独感、抑郁感和焦虑感节节攀升。人们刚好能够接受用漫画的方式去谈论这些心理健康的问题。疫情使这些问题激增。在现实中，人们出现这些问题的倾向不仅增长得更快，也变得更持久。我希望用诚恳和开诚布公的方式去谈论它们，这样能够给予人们一些哪怕是非常短暂的出口。

虽然本书中很多篇幅都着重于表达与心理健康问题斗争的困难，但是我也希望人们拥有希望。所以我在其中尤为关注人际关系。因为在一个日益原子化的社会，只有我们和他人的联结能够拯救我们。这也是为什么我反复地强调现代工作的方式——还有我们不可持续的生活方式——在如何影响我们的心理健康。是的，我们生活在社会之中；但是用大卫·格雷伯的话说，我们正是建造社会之人，我们可以改变我们行为的方式，以此建造一个新的社会。

01

长大

知道一些我不想知道的东西。

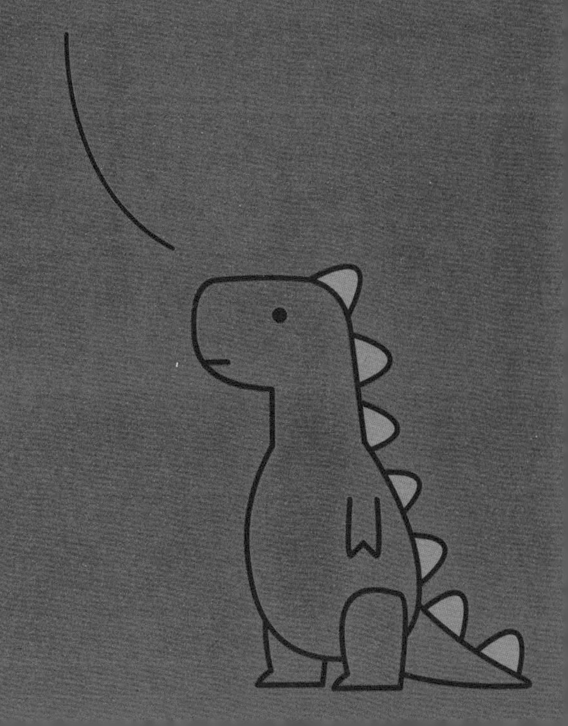

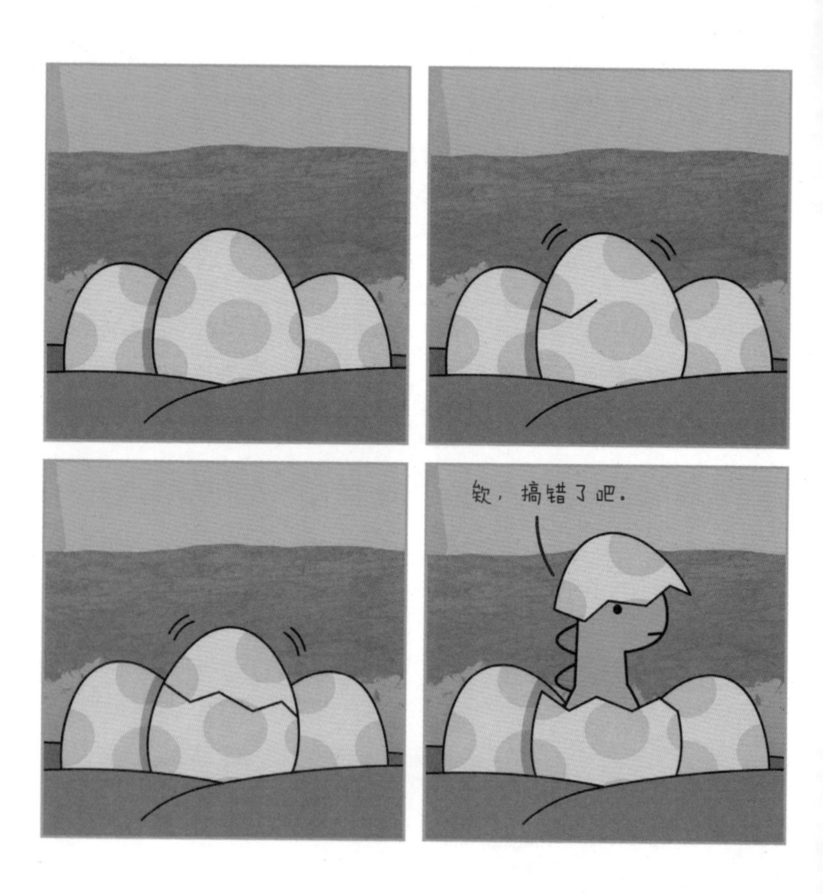
欸，搞错了吧。

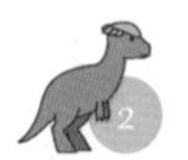

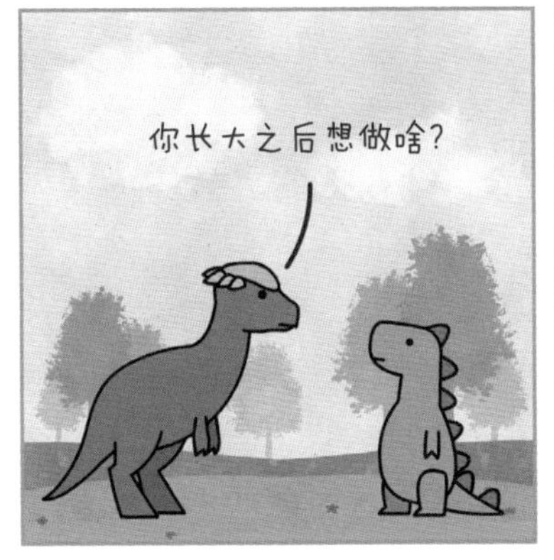
你长大之后想做啥?

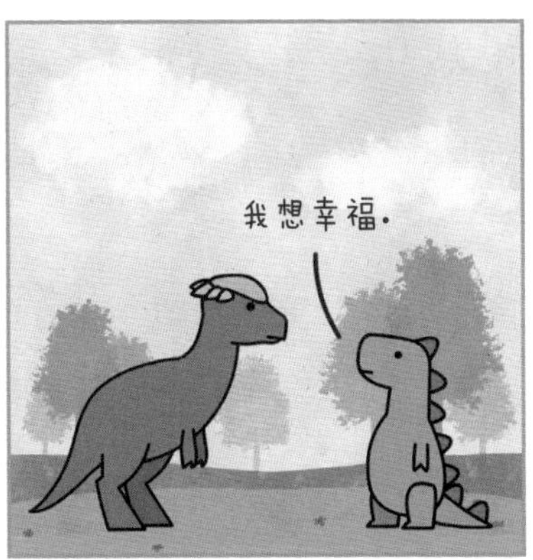
我想幸福.

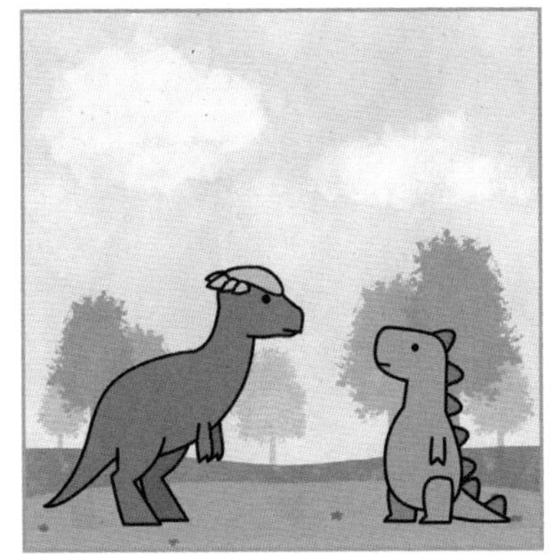

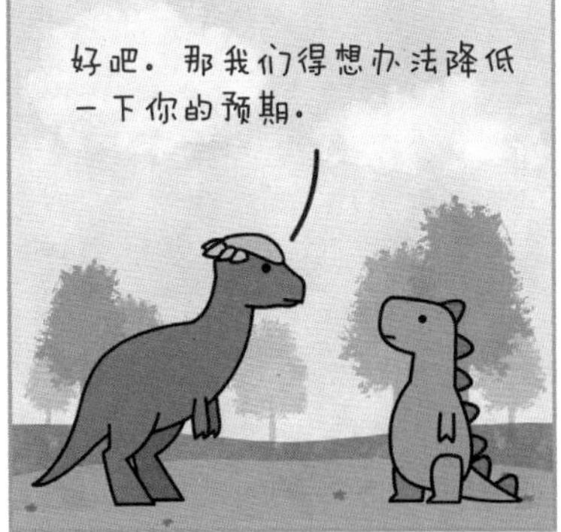
好吧. 那我们得想办法降低
一下你的预期.

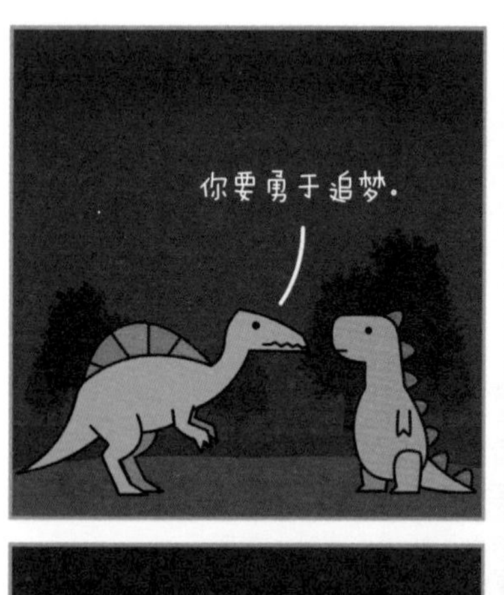
你要勇于追梦。

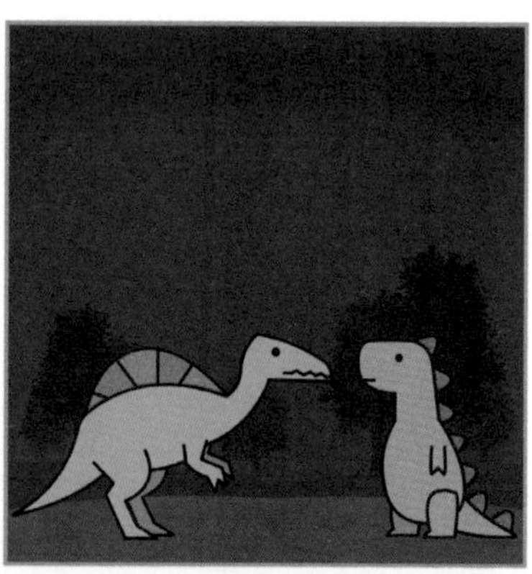

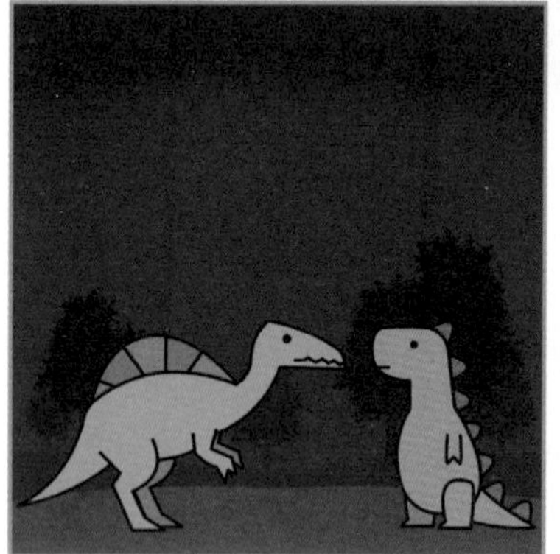

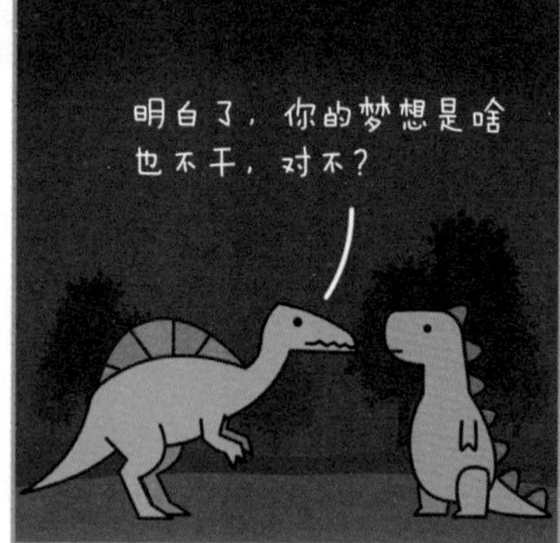
明白了，你的梦想是啥也不干，对不？

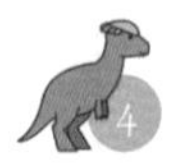

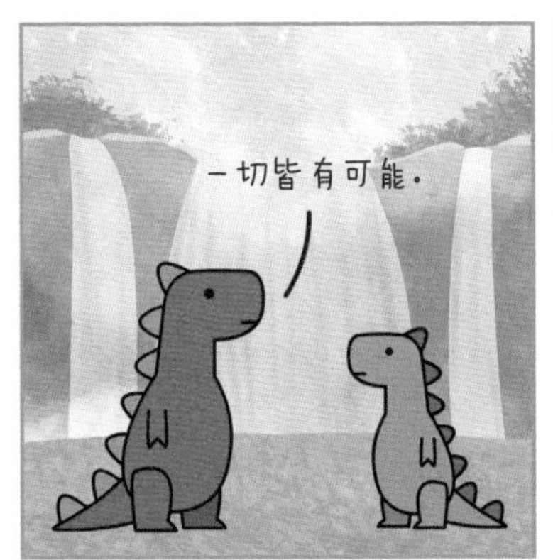
一切皆有可能。

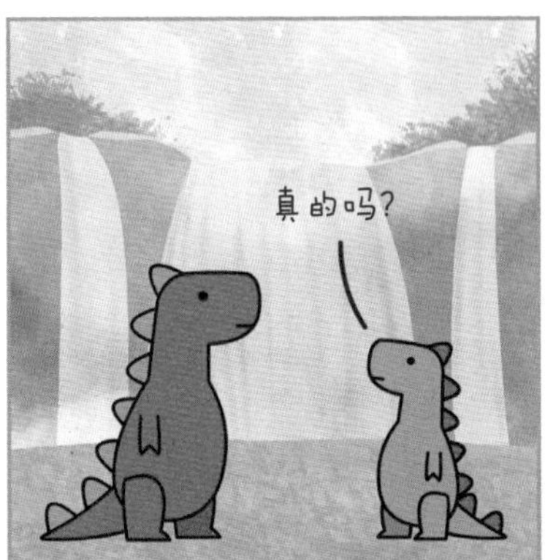
真的吗？

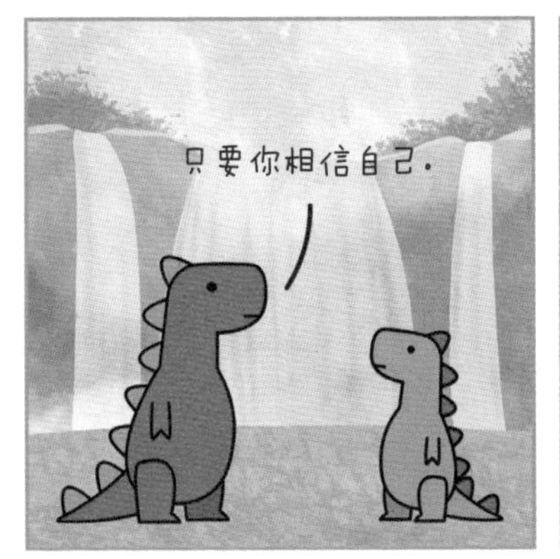
只要你相信自己。

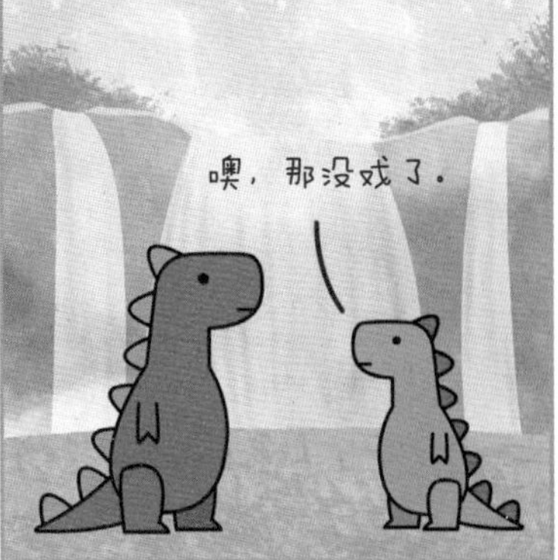
噢，那没戏了。

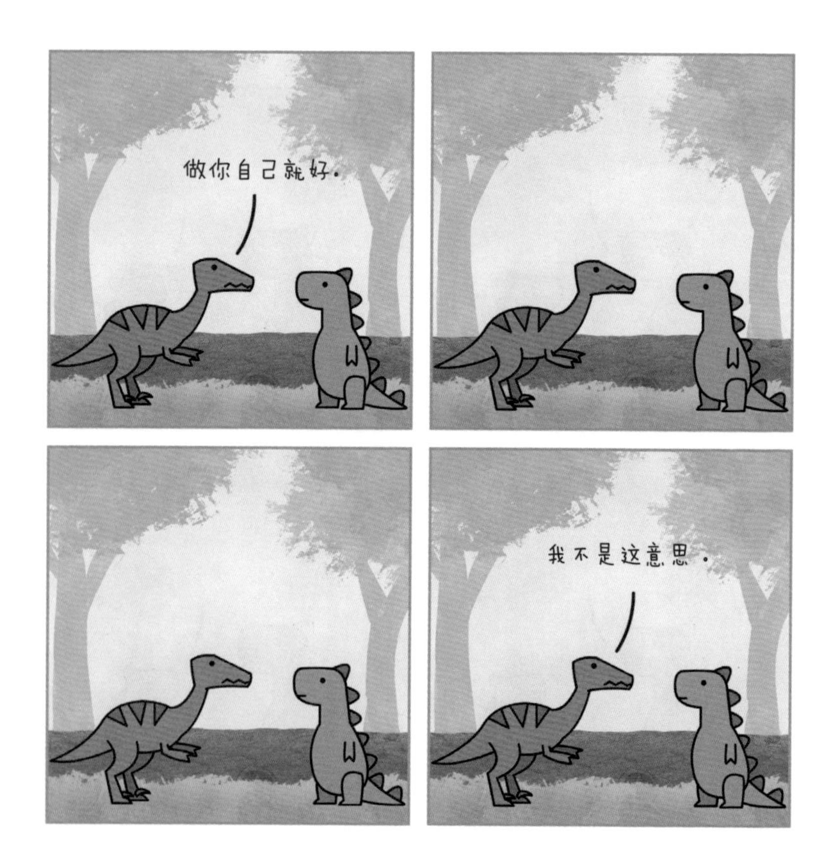
做你自己就好。
我不是这意思。

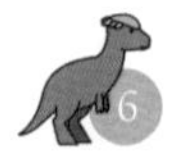

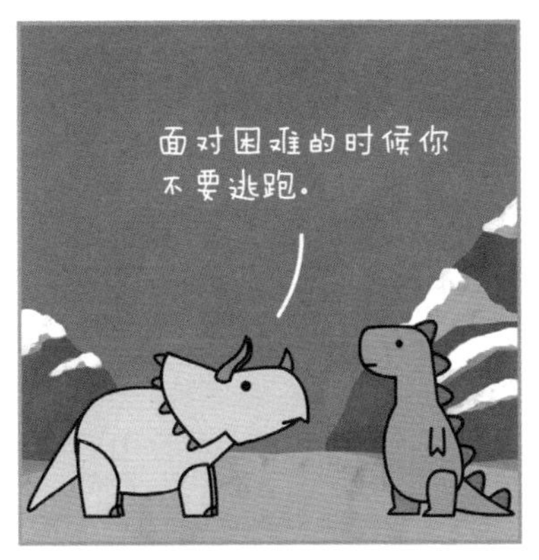
面对困难的时候你
不要逃跑。

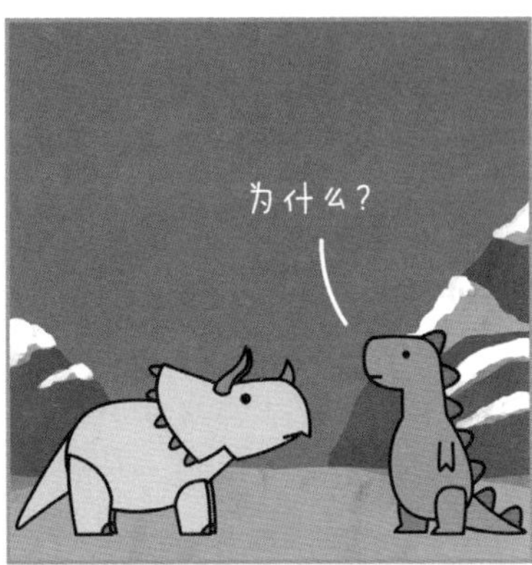
为什么？

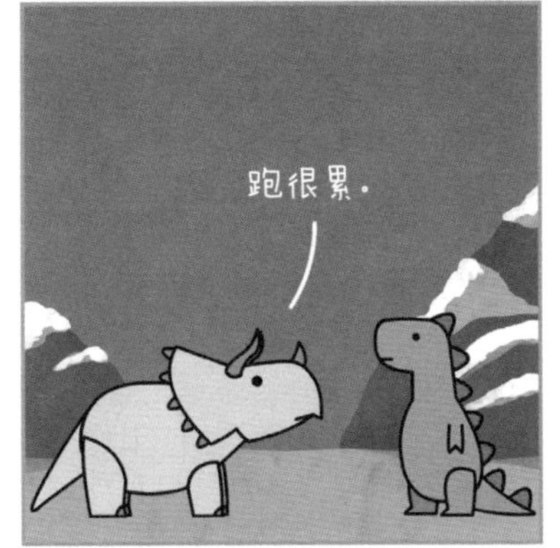
跑很累。

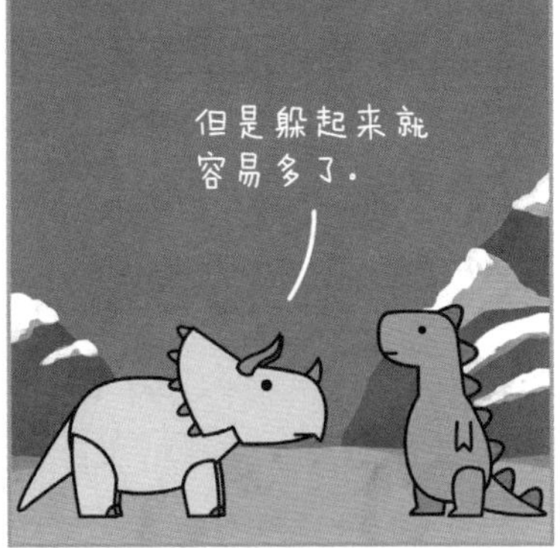
但是躲起来就
容易多了。

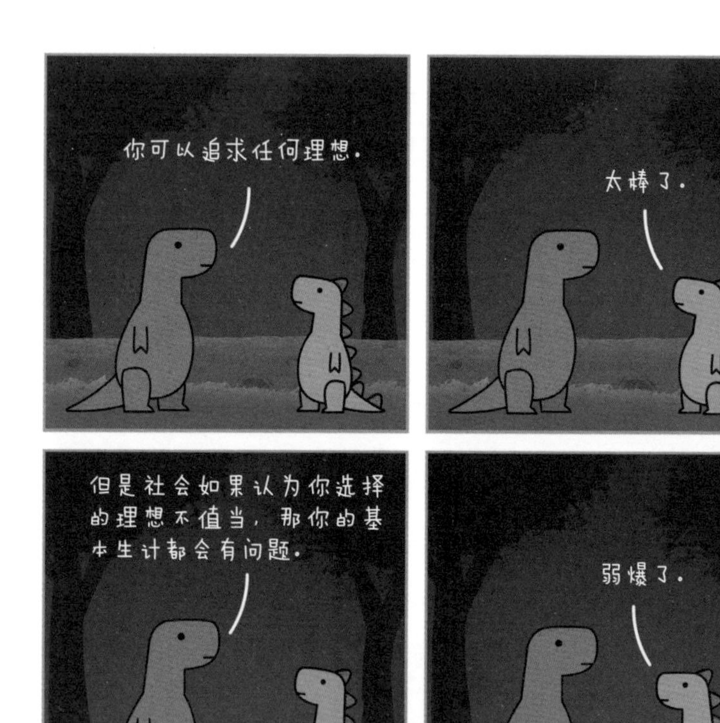
你可以追求任何理想。
太棒了。
但是社会如果认为你选择的理想不值当，那你的基本生计都会有问题。
弱爆了。

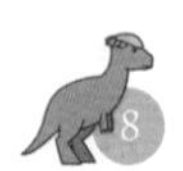

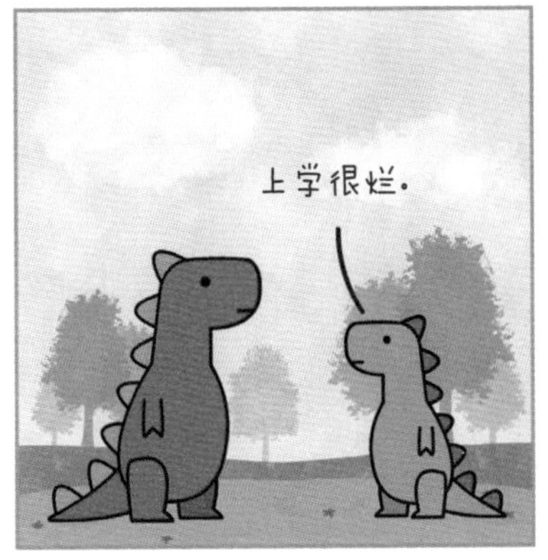
上学很烂。

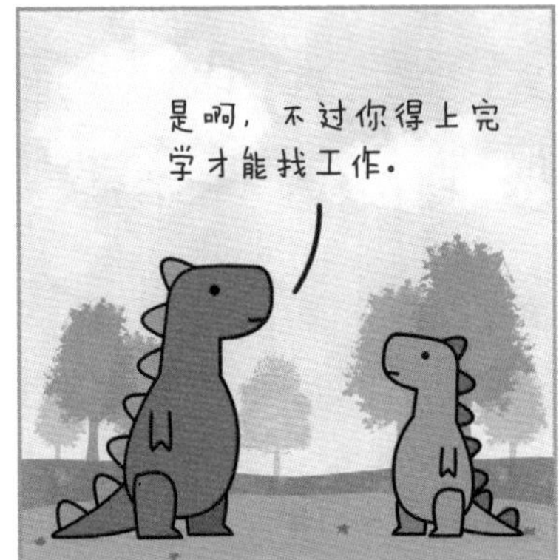
是啊，不过你得上完
学才能找工作。

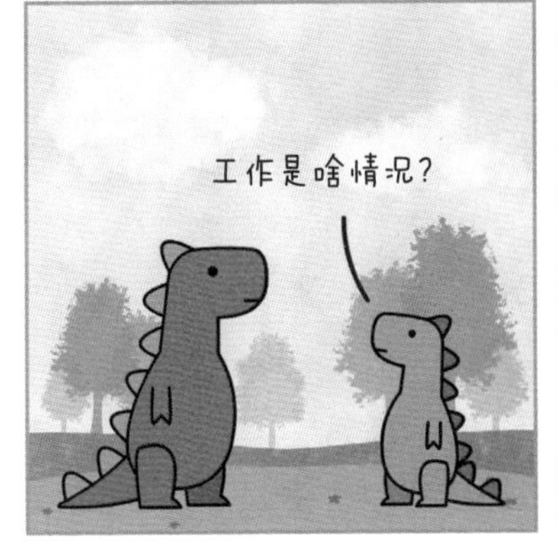
工作是啥情况？

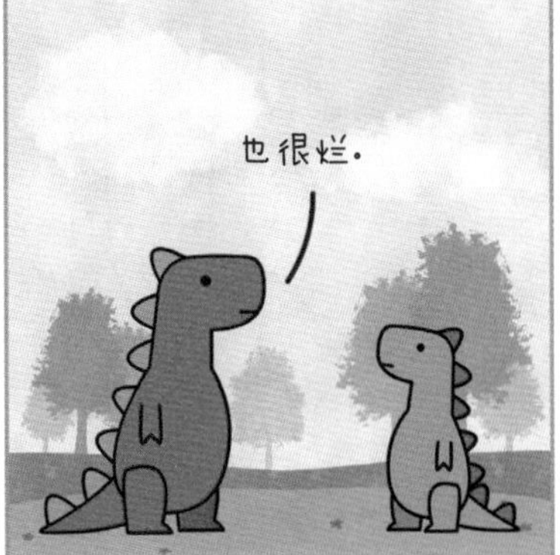
也很烂。

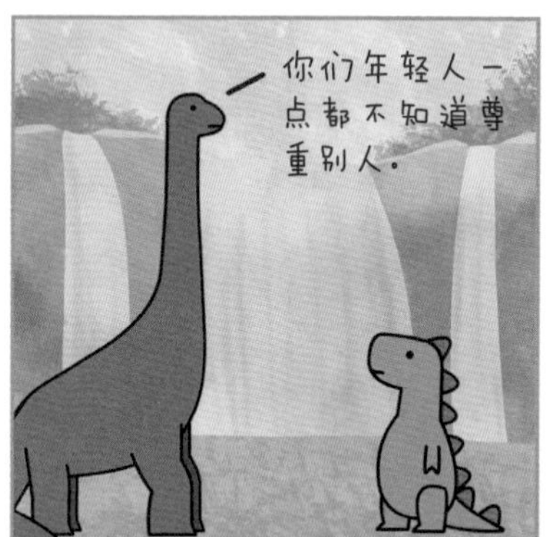
你们年轻人一点都不知道尊重别人。

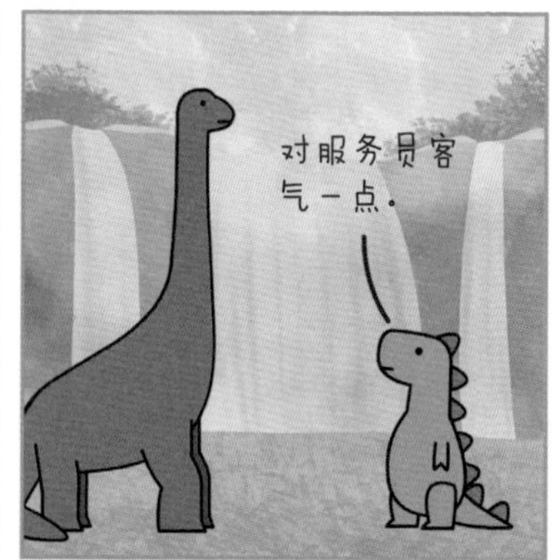
对服务员客气一点。

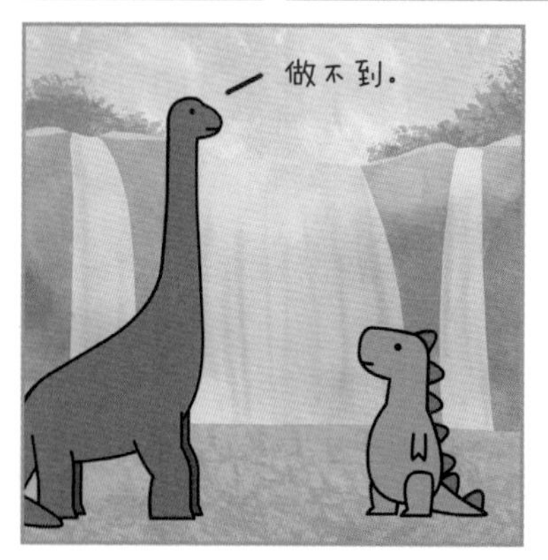
做不到。

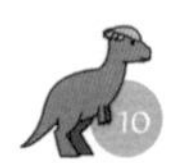

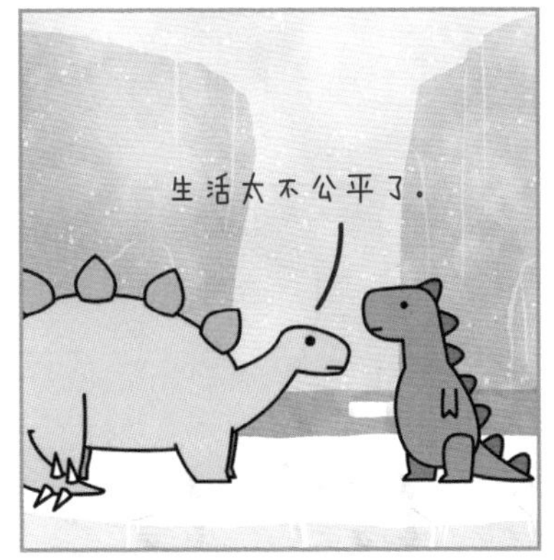
生活太不公平了。

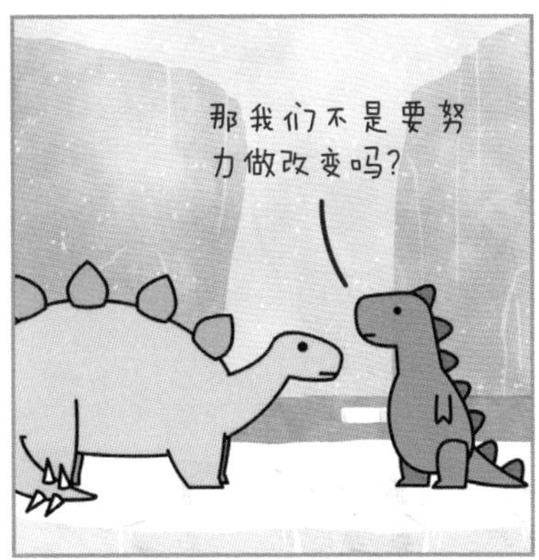
那我们不是要努力做改变吗?

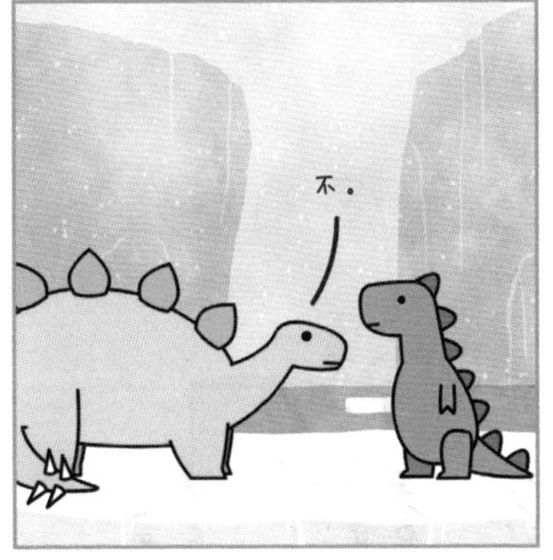
不。

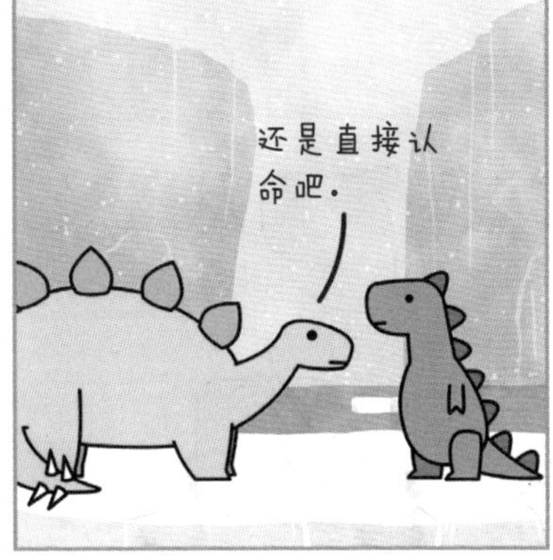
还是直接认命吧。

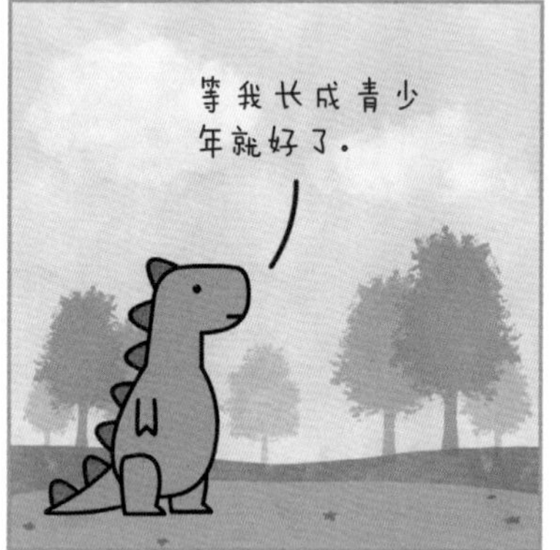
等我长成青少年就好了。

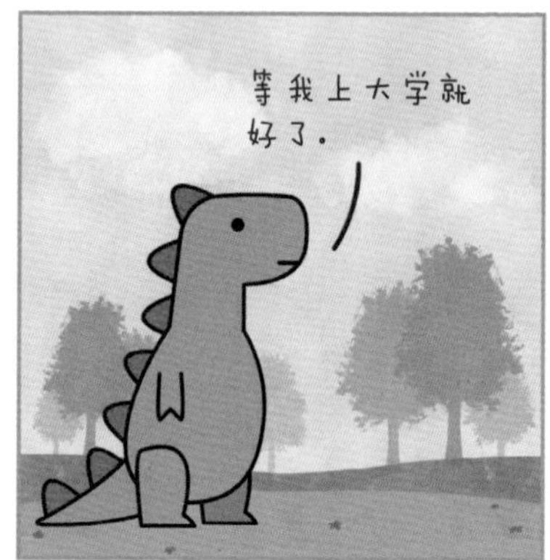
等我上大学就好了。

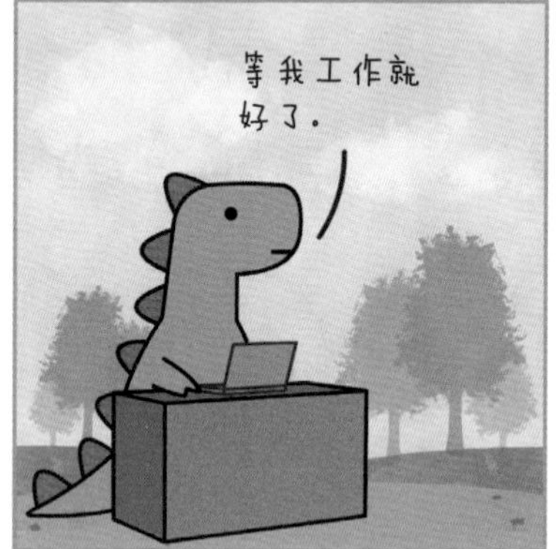
等我工作就好了。

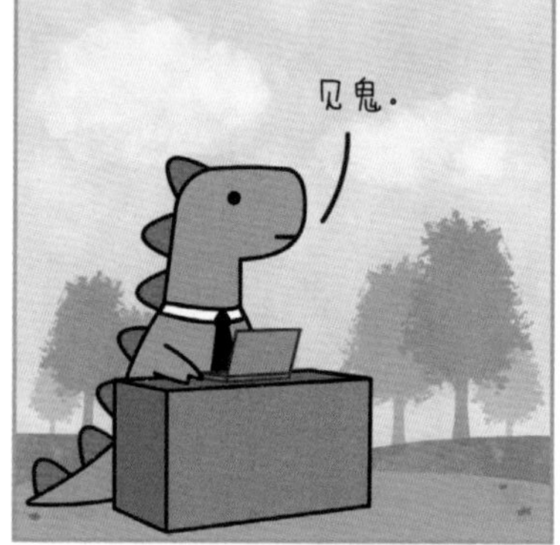
见鬼。

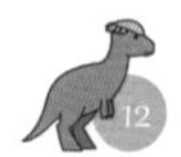

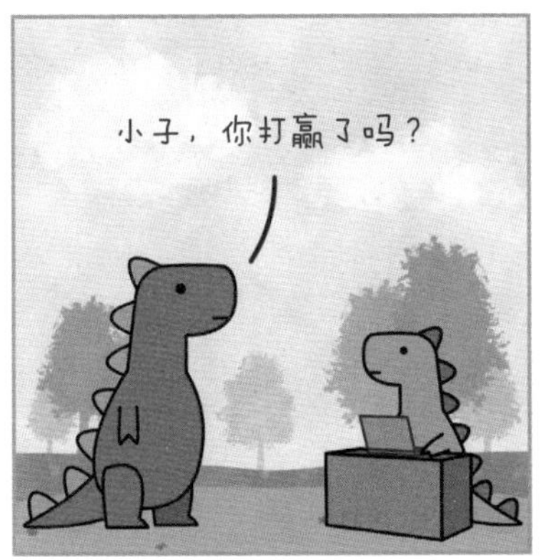
小子，你打赢了吗？

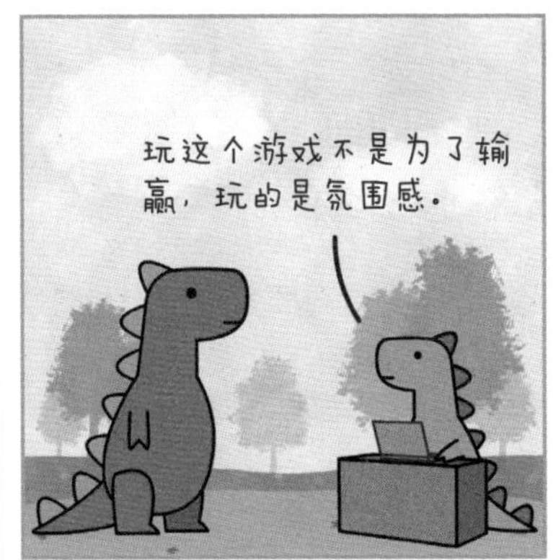
玩这个游戏不是为了输赢，玩的是氛围感。

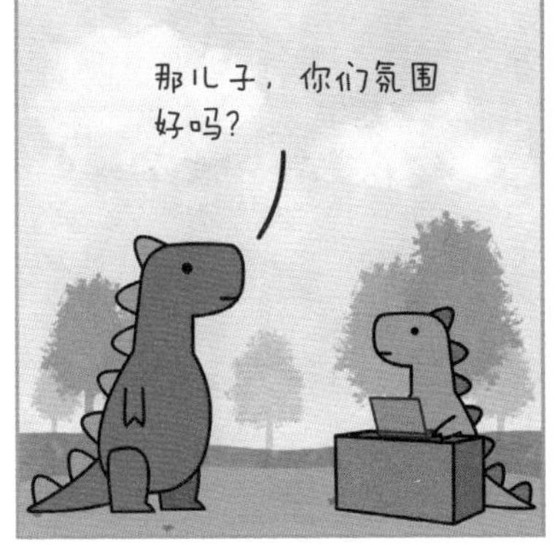
那儿子，你们氛围好吗？

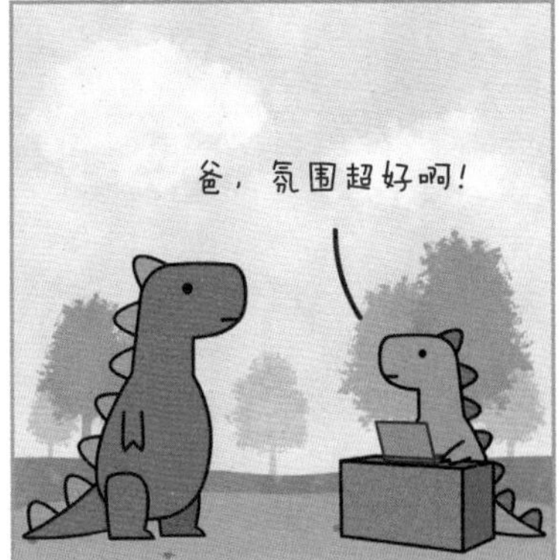
爸，氛围超好啊！

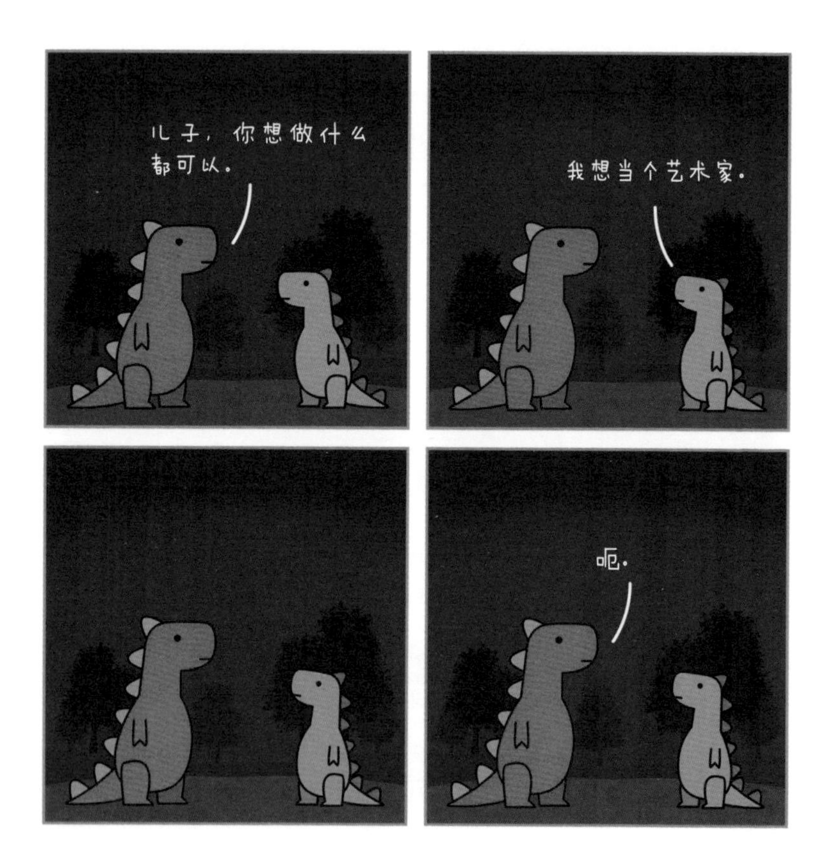
儿子，你想做什么
都可以。
我想当个艺术家。
呃。

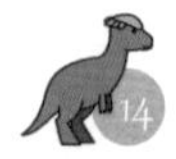

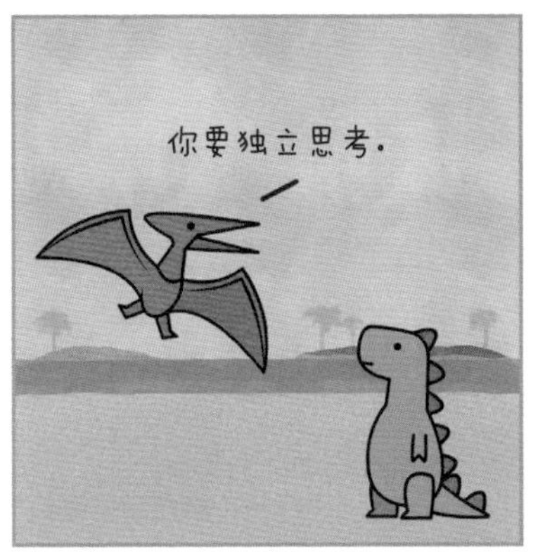
你要独立思考。

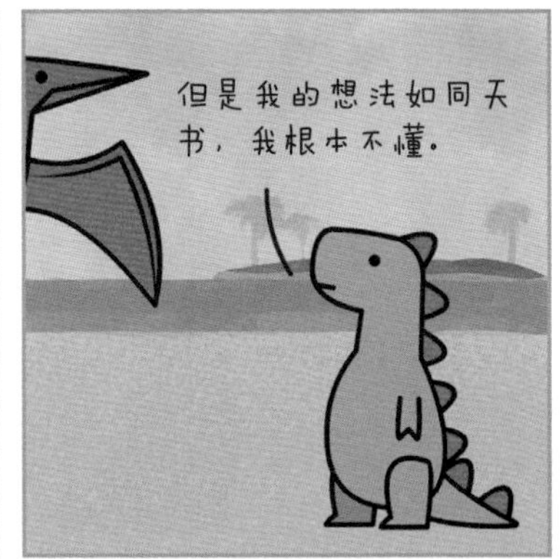
但是我的想法如同天书，我根本不懂。

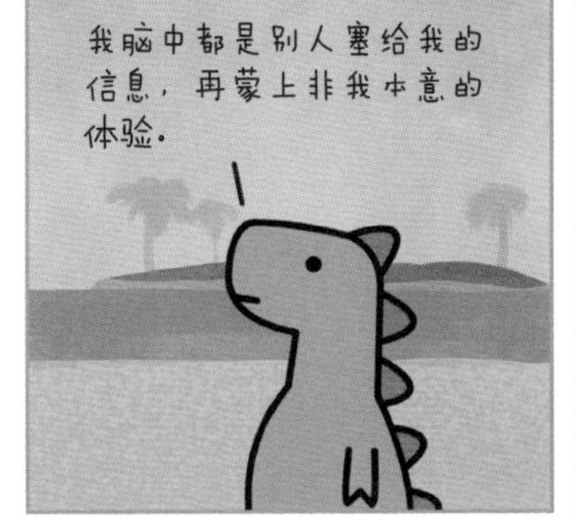
我脑中都是别人塞给我的信息，再蒙上非我本意的体验。

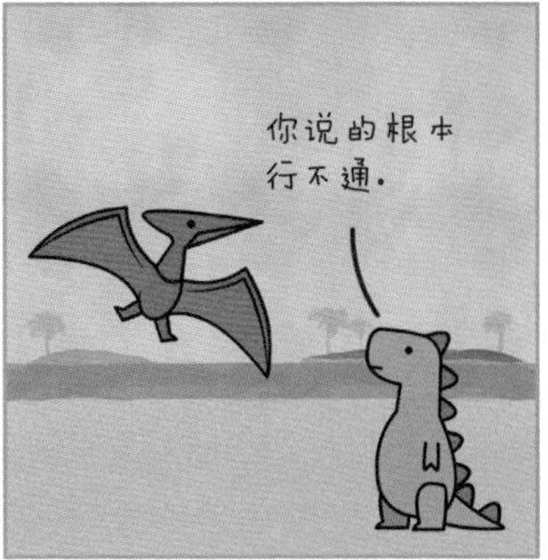
你说的根本行不通。

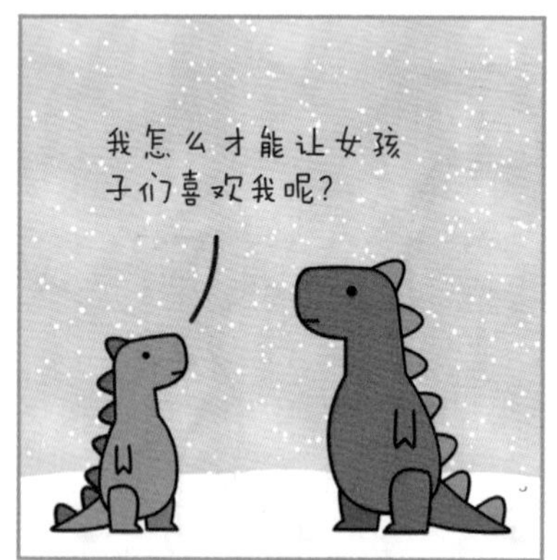
我怎么才能让女孩子们喜欢我呢？

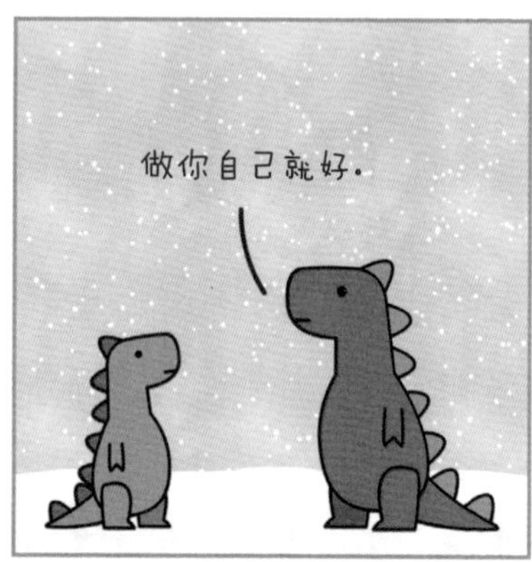
做你自己就好。

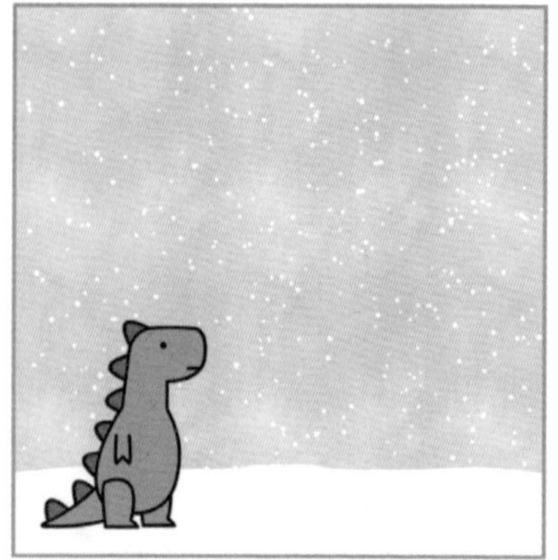

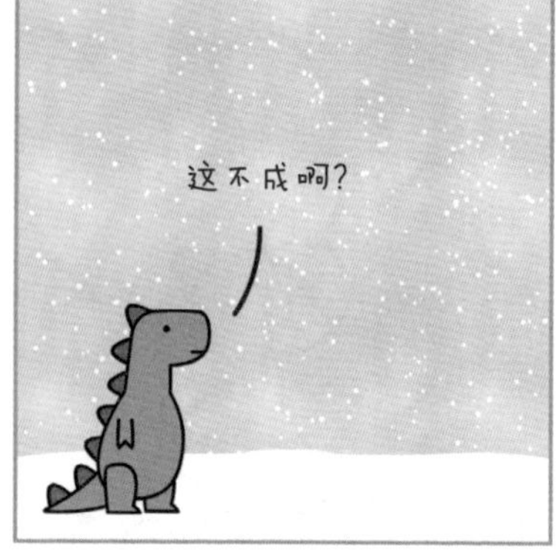
这不成啊？

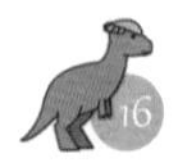

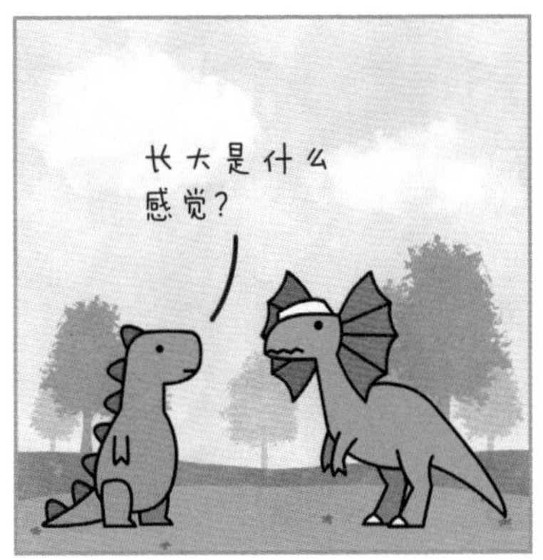
长大是什么
感觉？

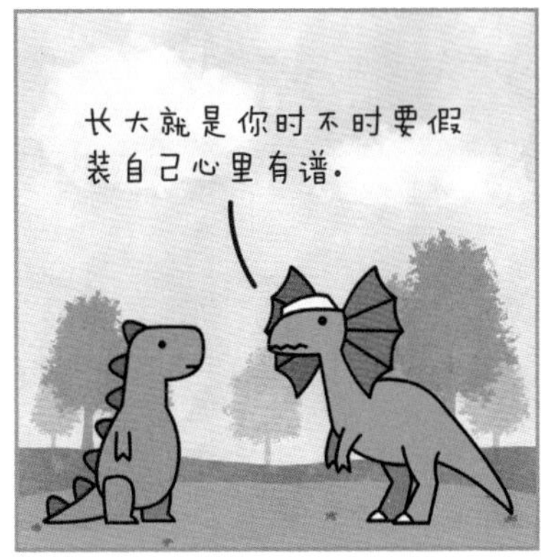
长大就是你时不时要假
装自己心里有谱。

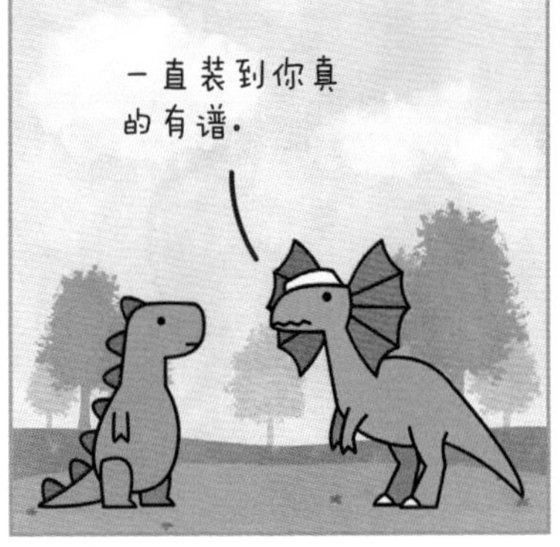
一直装到你真
的有谱。

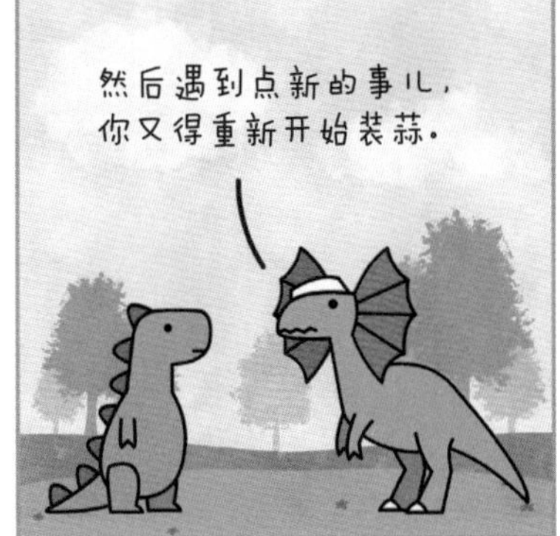
然后遇到点新的事儿，
你又得重新开始装蒜。

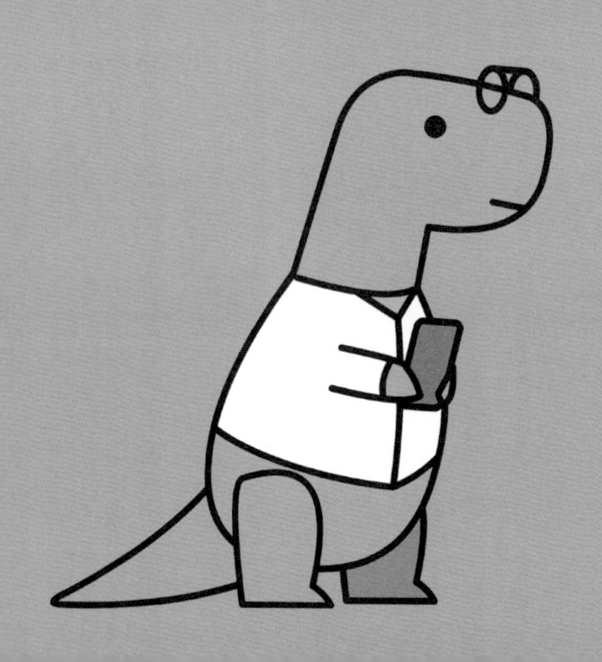

02

抑郁

我的大脑有点宕机了。

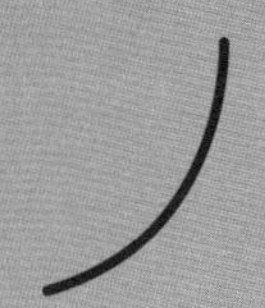

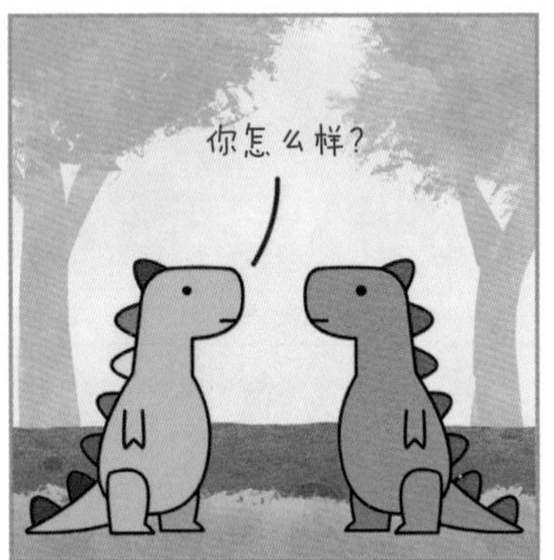
你怎么样？

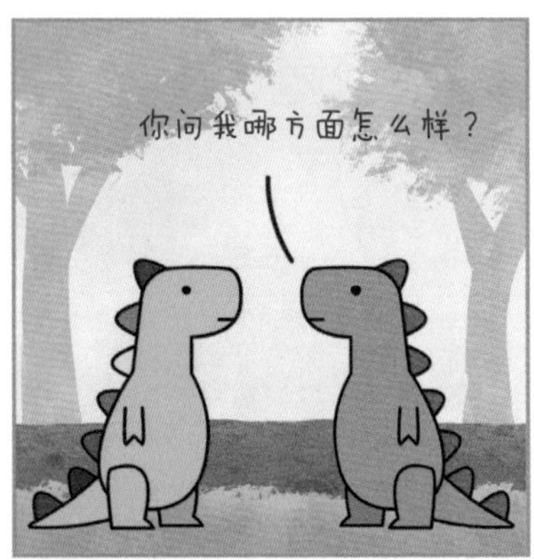
你问我哪方面怎么样？

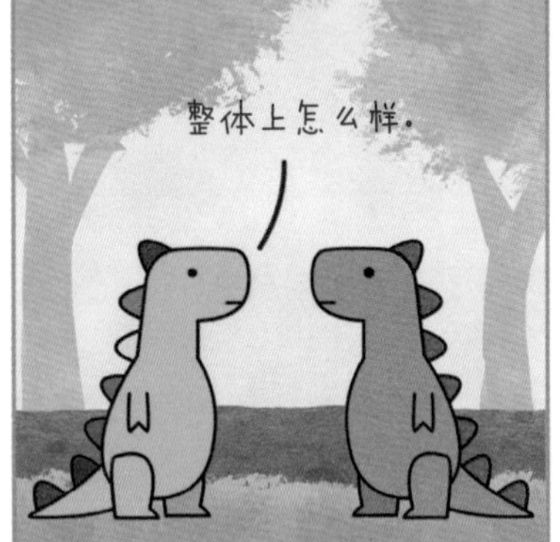
整体上怎么样。

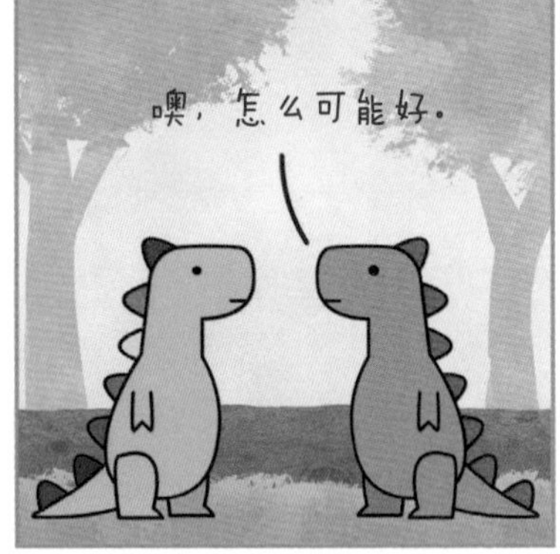
噢，怎么可能好。

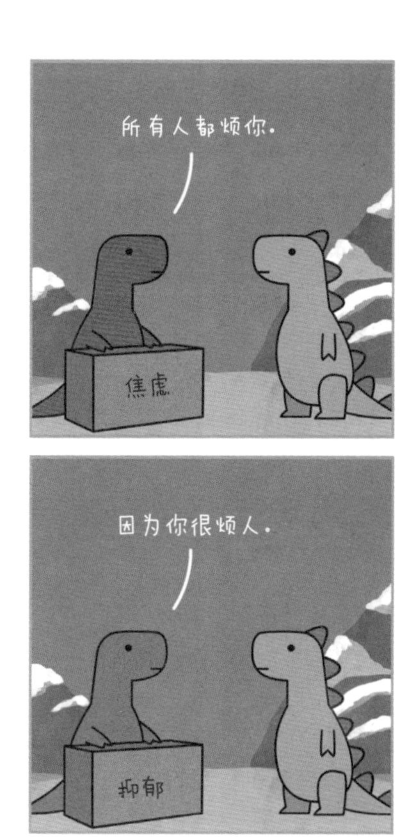
所有人都烦你.
焦虑
因为你很烦人.
抑郁

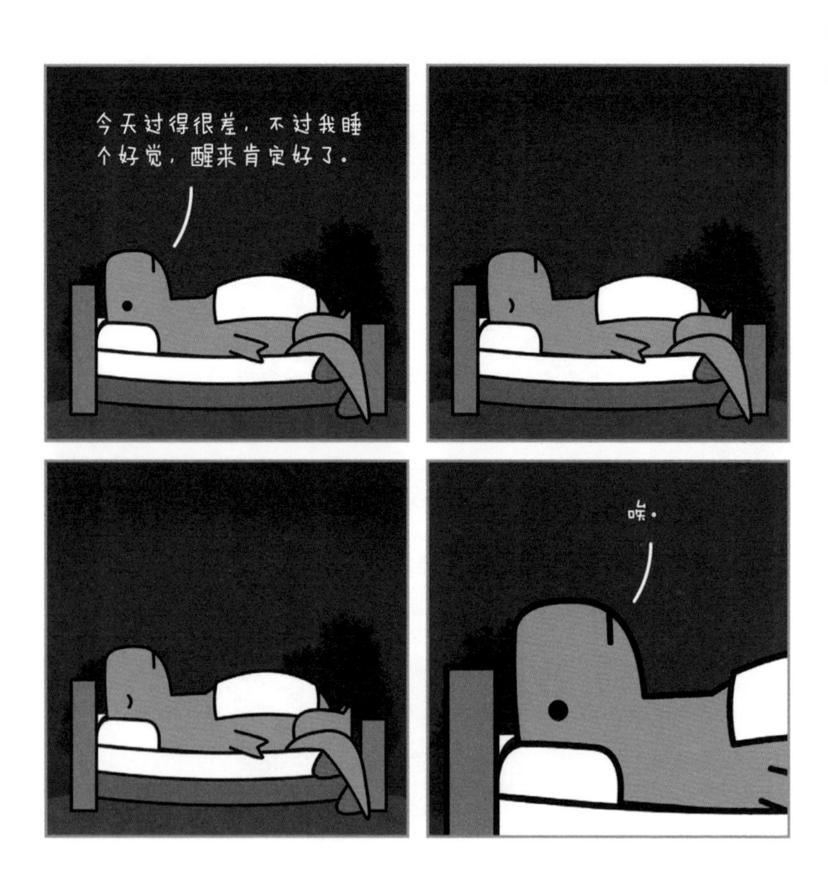
今天过得很差，不过我睡
个好觉，醒来肯定好了。
唉。

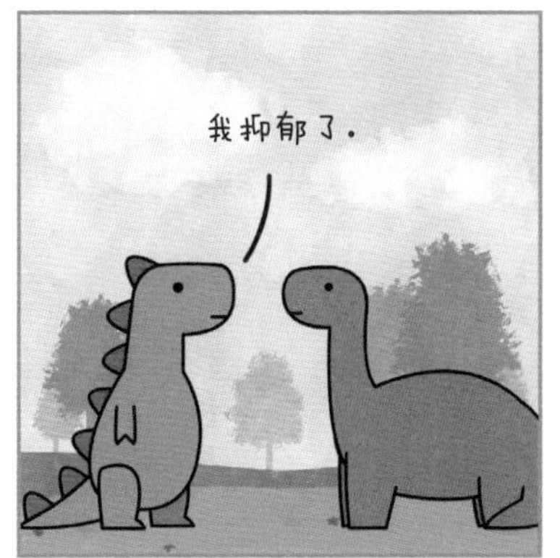
我抑郁了。

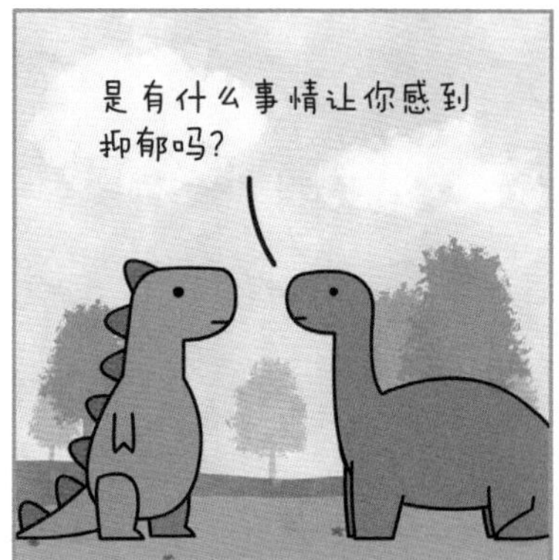
是有什么事情让你感到抑郁吗？

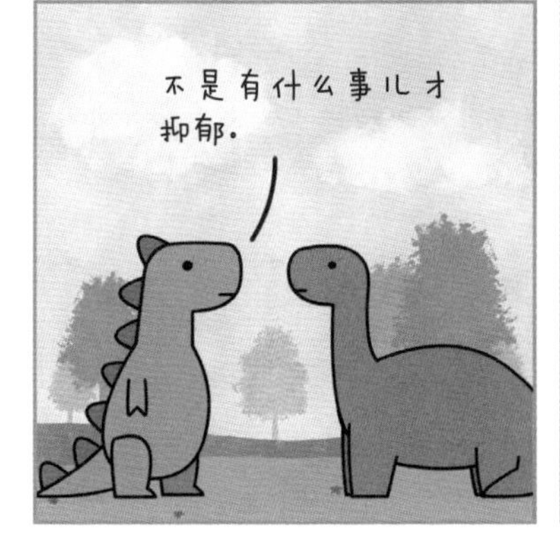
不是有什么事儿才抑郁。

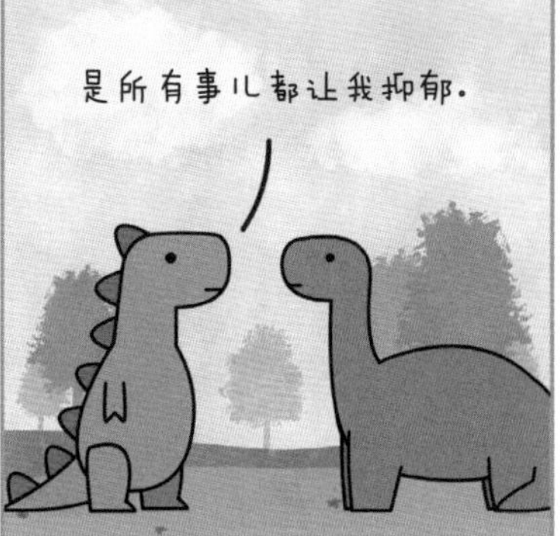
是所有事儿都让我抑郁。

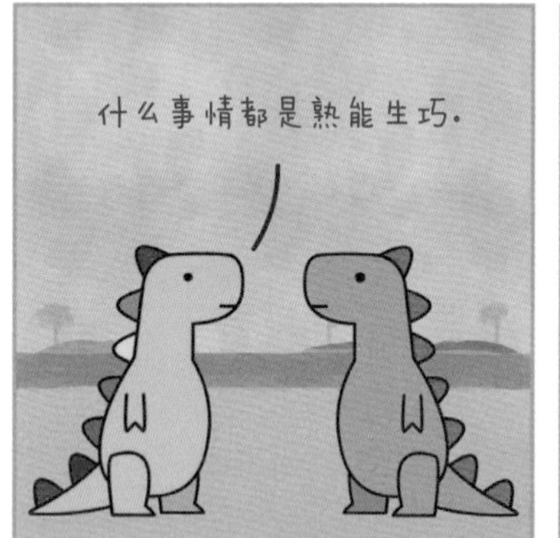
什么事情都是熟能生巧。

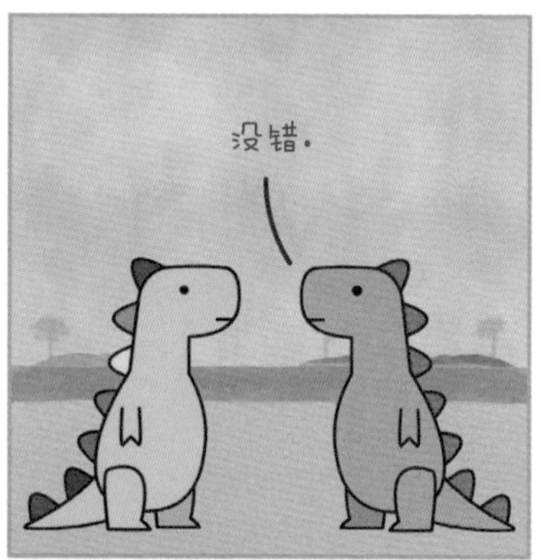
没错。

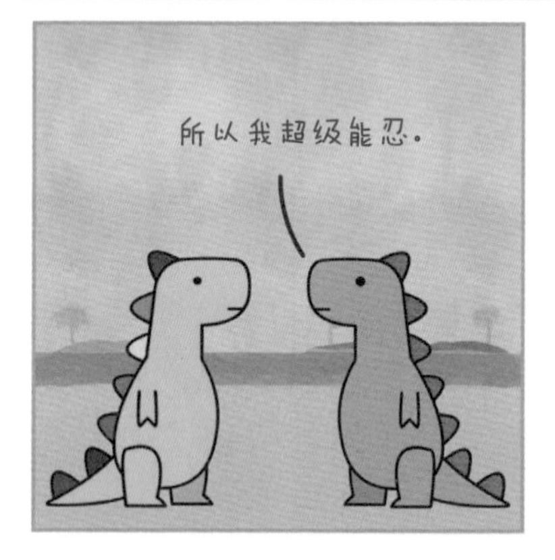
所以我超级能忍。

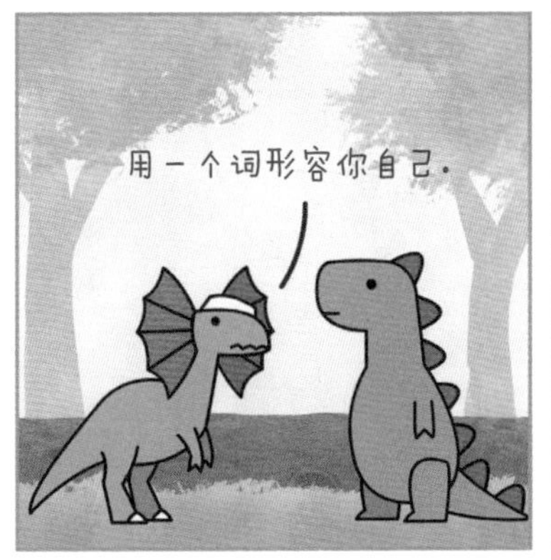
用一个词形容你自己。

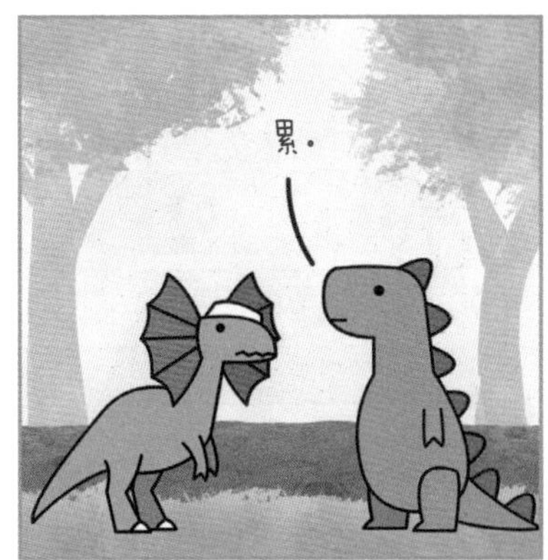
累。

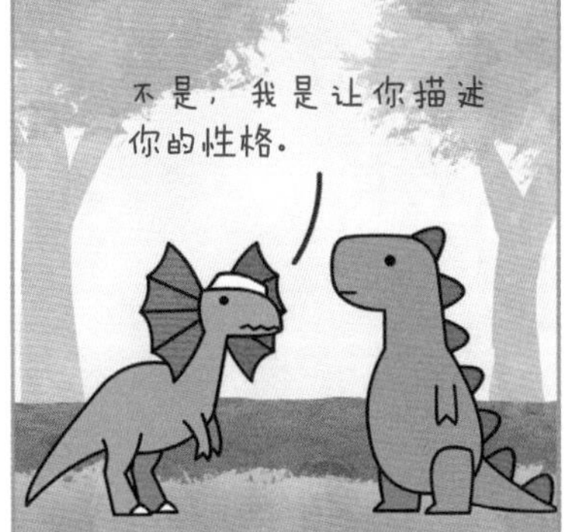
不是，我是让你描述你的性格。

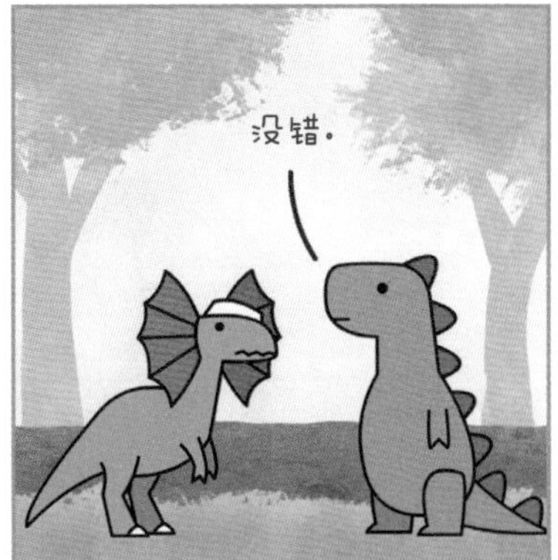
没错。

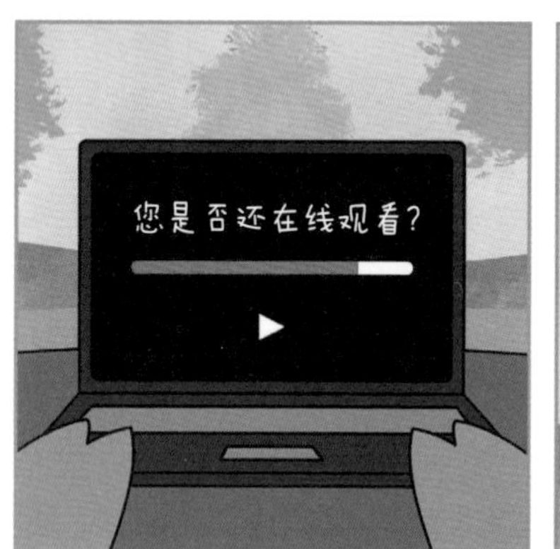
您是否还在线观看？

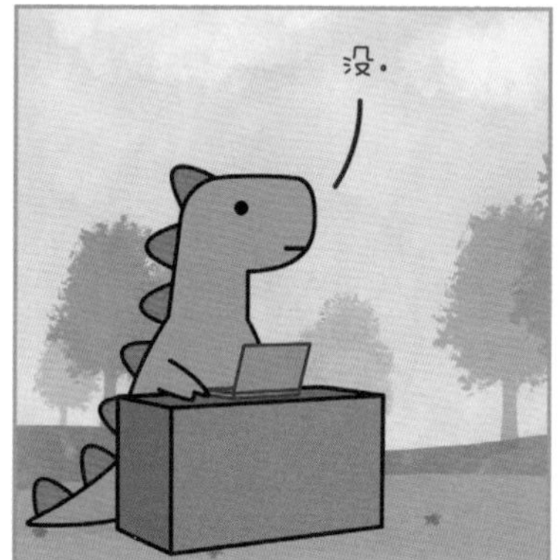
没。

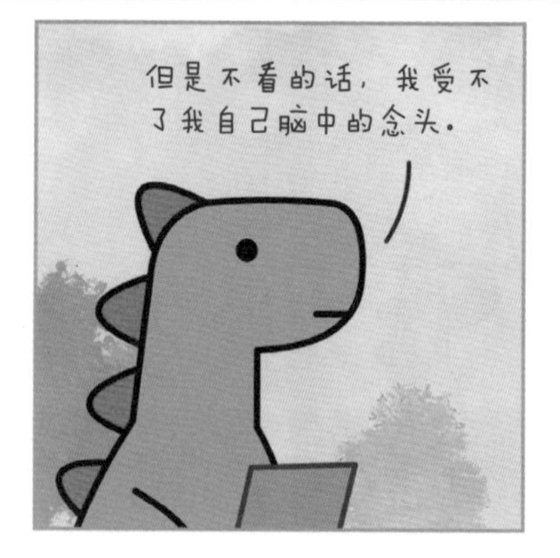
但是不看的话，我受不了我自己脑中的念头。

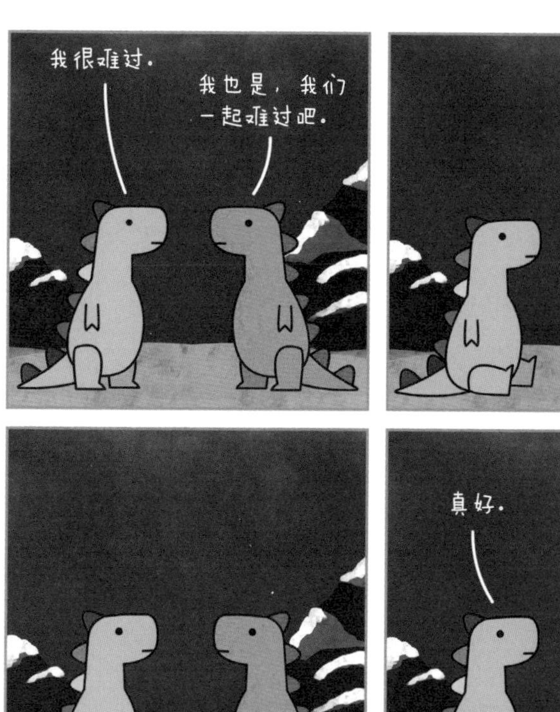
我很难过。
我也是，我们一起难过吧。

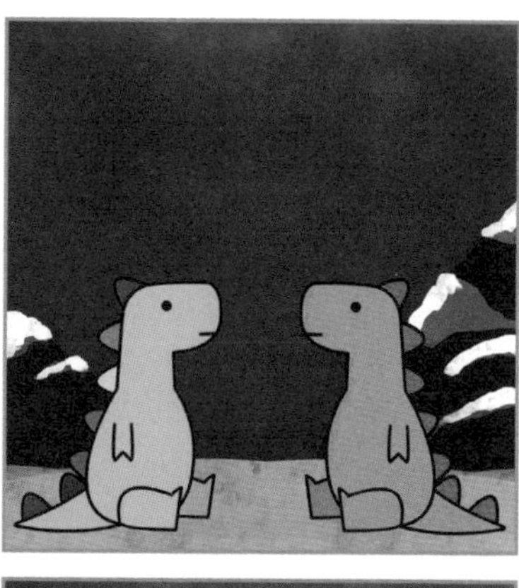

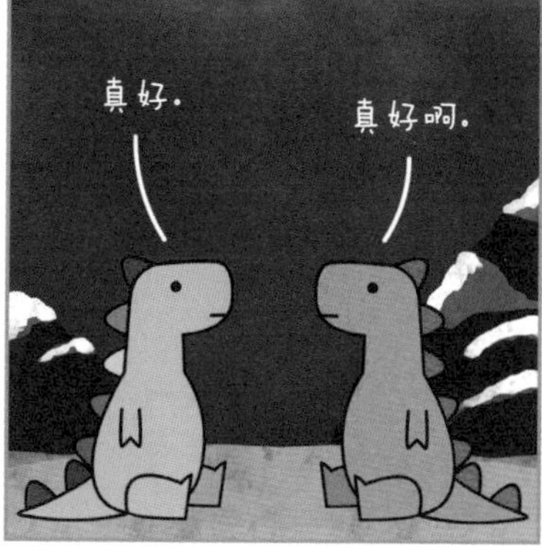
真好。
真好啊。

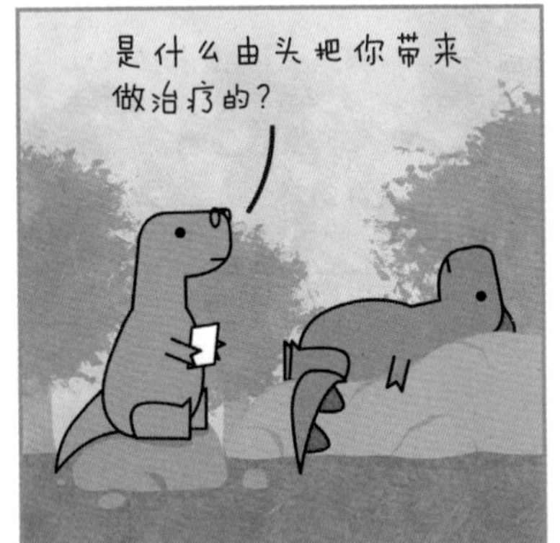
是什么由头把你带来
做治疗的？

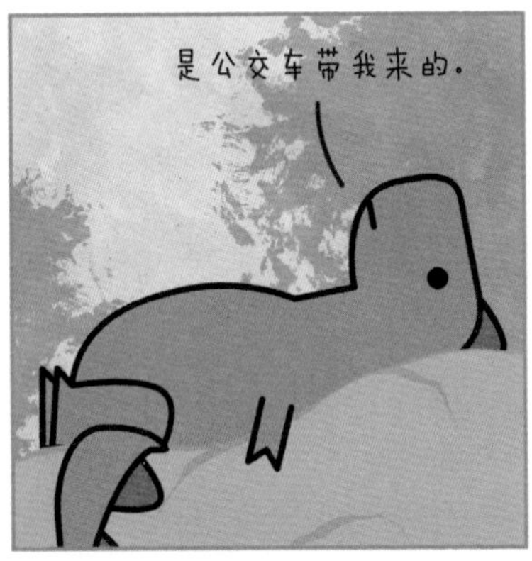
是公交车带我来的。

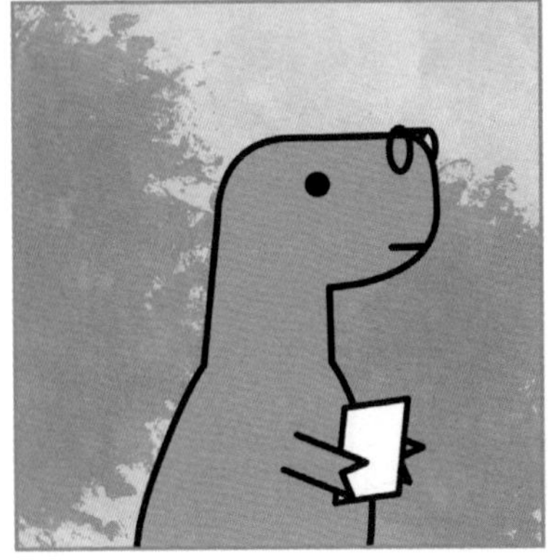

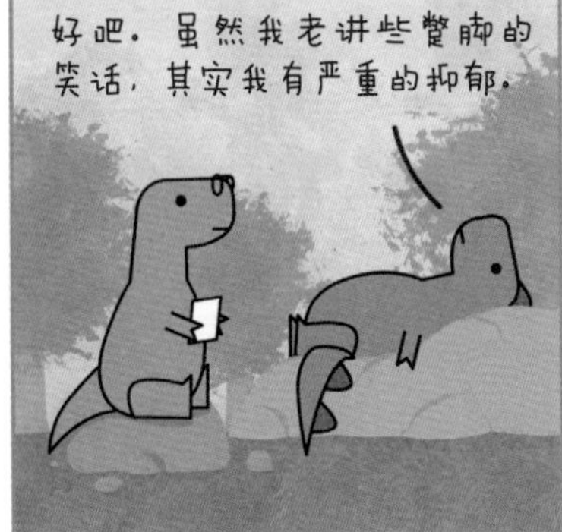
好吧。虽然我老讲些蹩脚的
笑话，其实我有严重的抑郁。

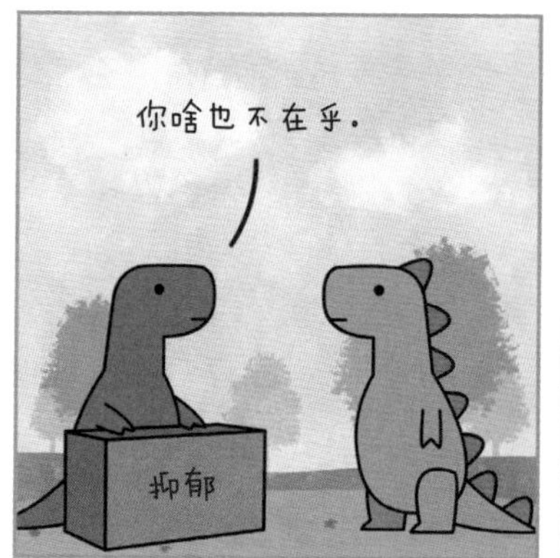
你啥也不在乎.
抑郁

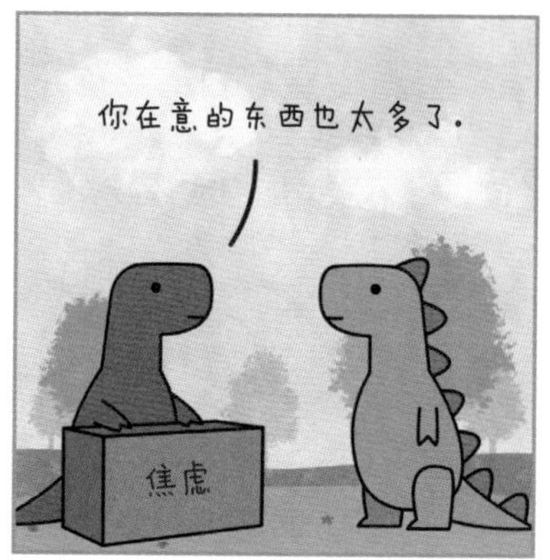
你在意的东西也太多了.
焦虑

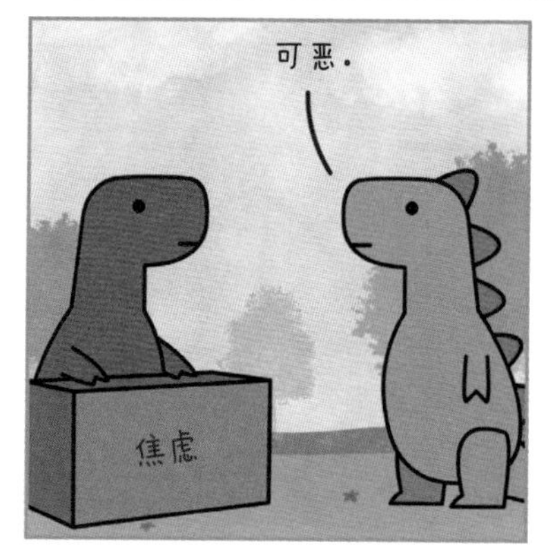
可恶.
焦虑

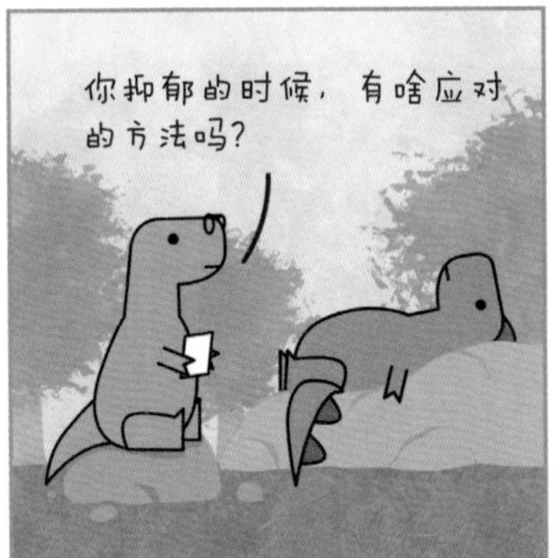
你抑郁的时候，有啥应对的方法吗？

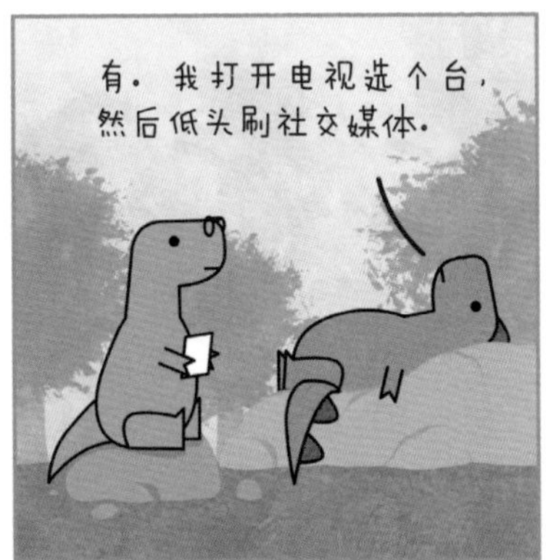
有。我打开电视选个台，然后低头刷社交媒体。

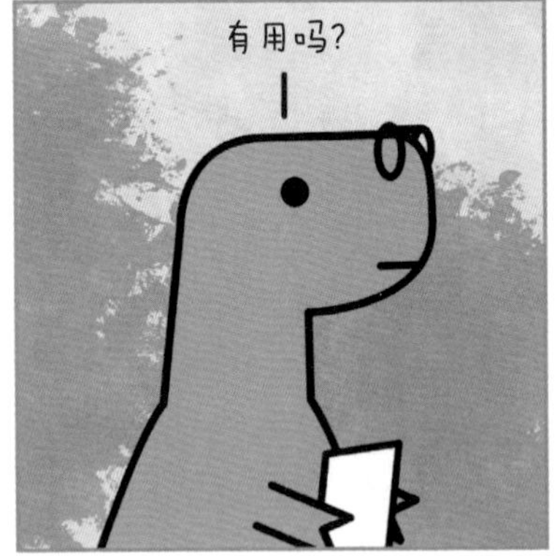
有用吗？

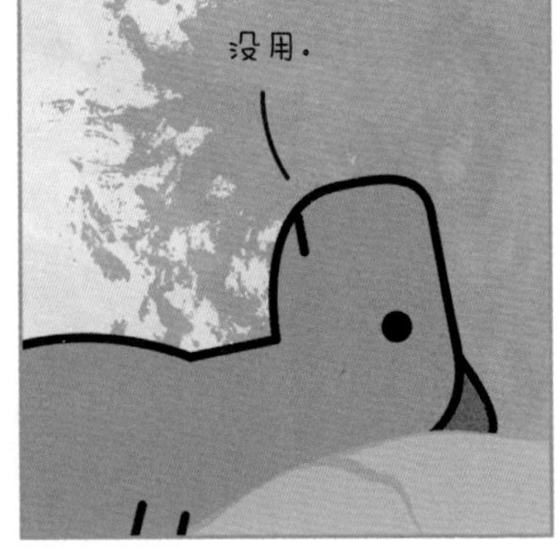
没用。

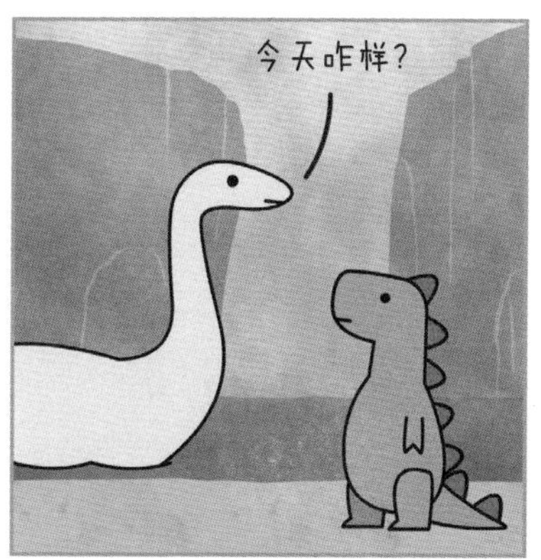
今天咋样？

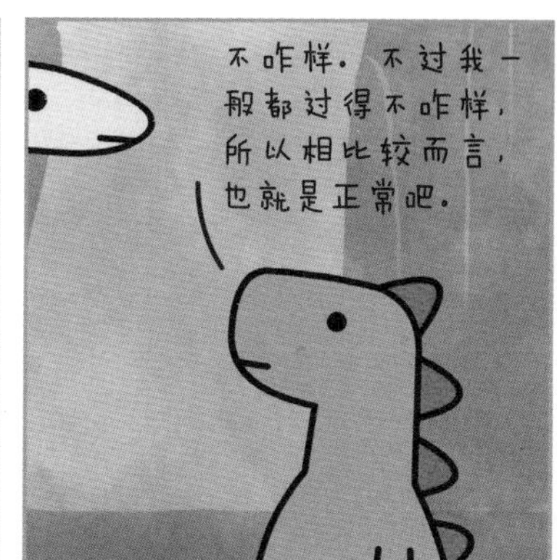
不咋样。不过我一
般都过得不咋样，
所以相比较而言，
也就是正常吧。

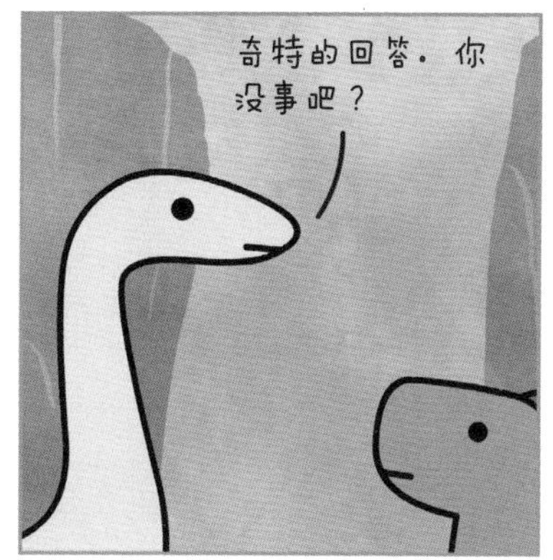
奇特的回答。你
没事吧？

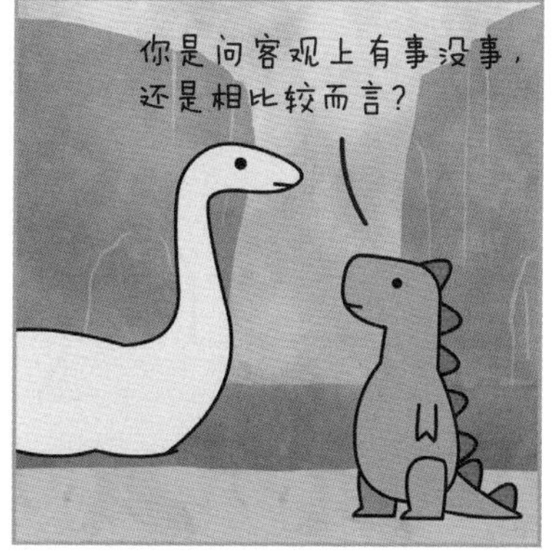
你是问客观上有事没事，
还是相比较而言？

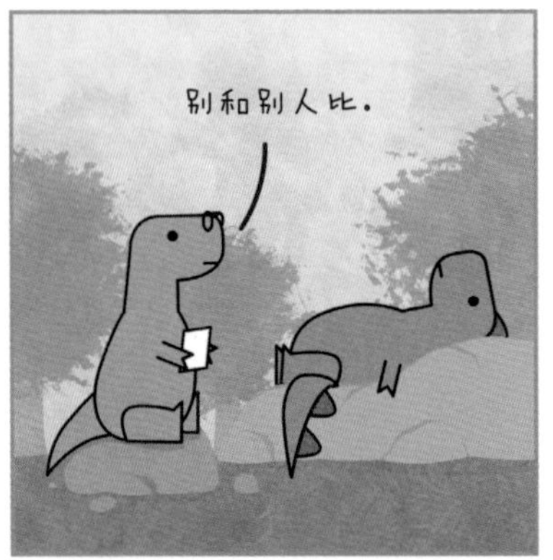
别和别人比。

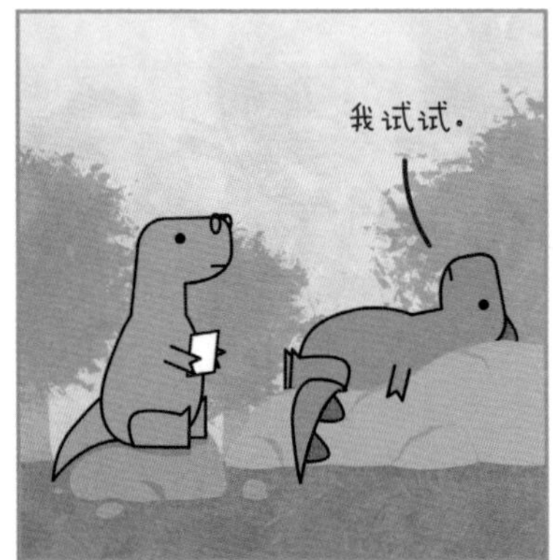
我试试。

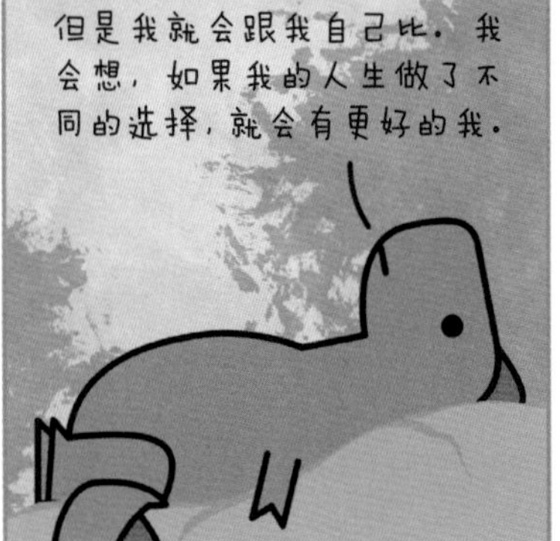
但是我就会跟我自己比。我会想，如果我的人生做了不同的选择，就会有更好的我。

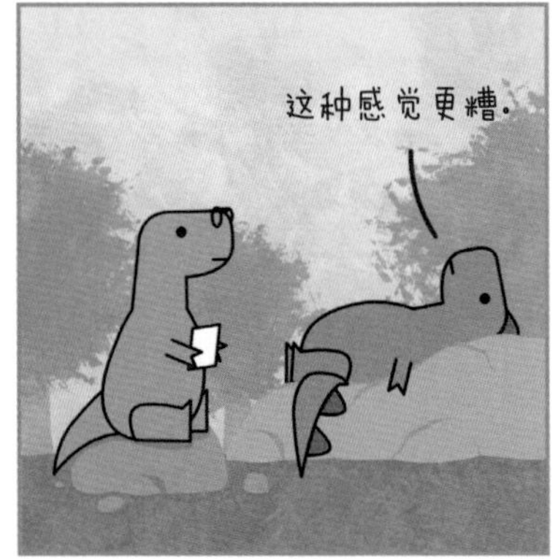
这种感觉更糟。

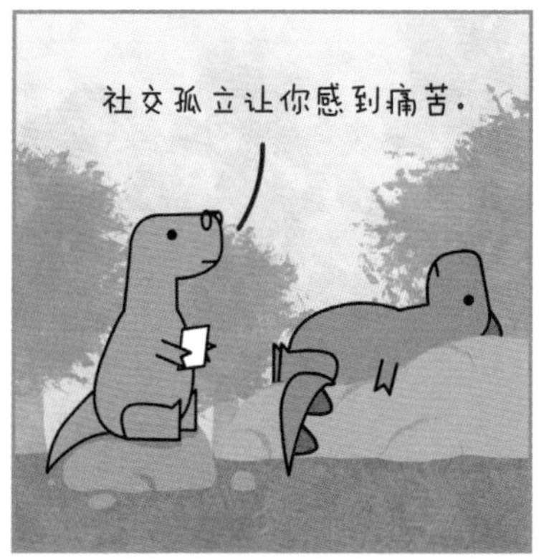
社交孤立让你感到痛苦。

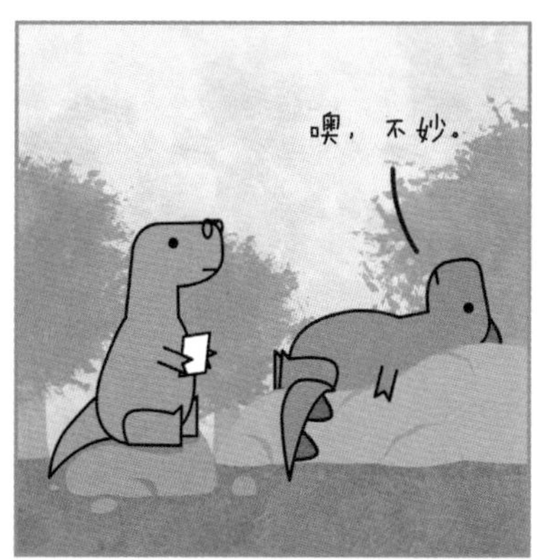
噢，不妙。

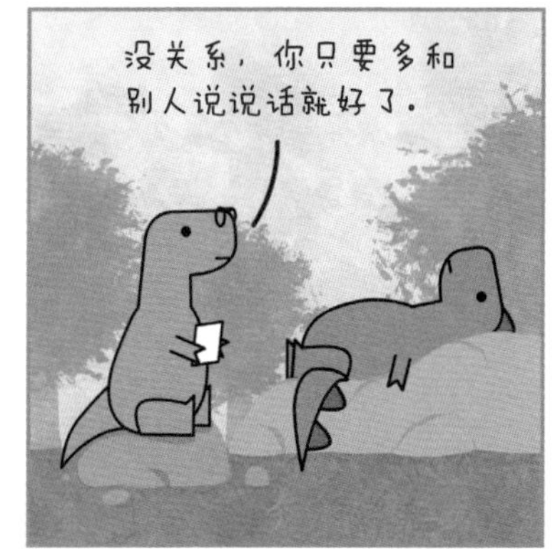
没关系，你只要多和
别人说说话就好了。

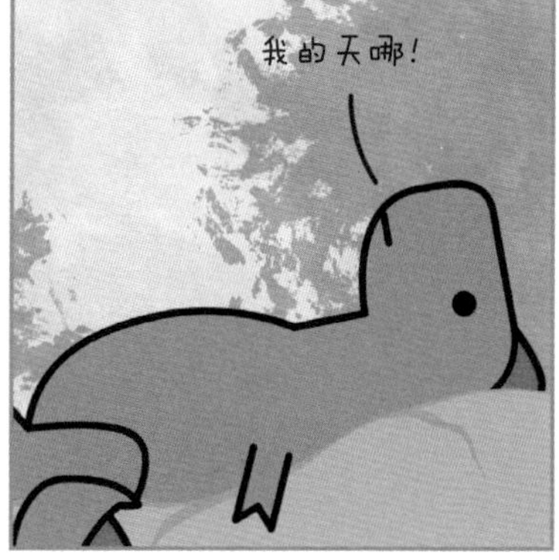
我的天哪！

03

幸福感

求之不得，应去创造。

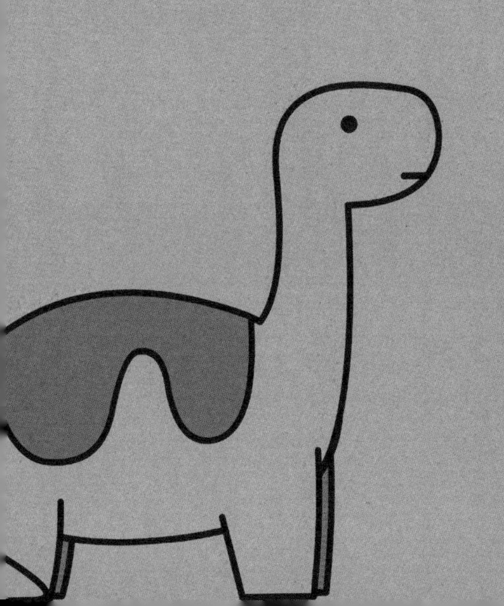

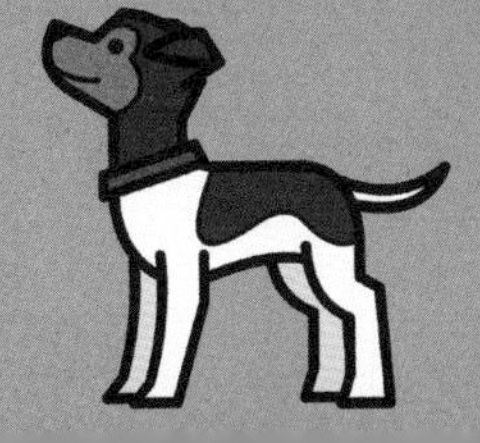

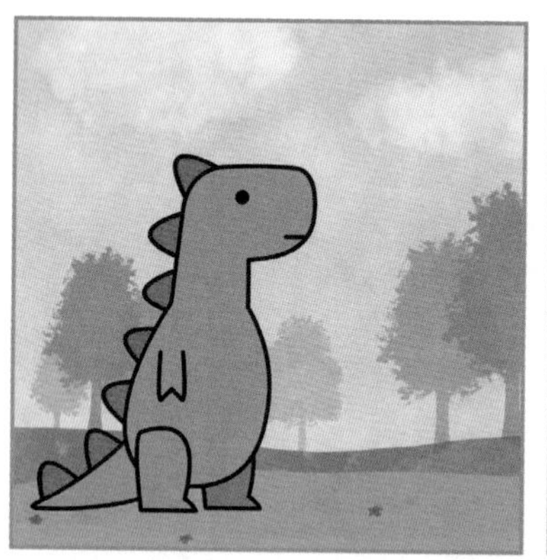

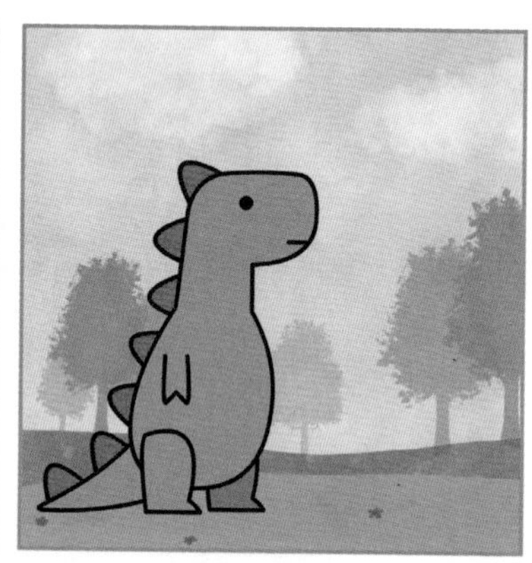

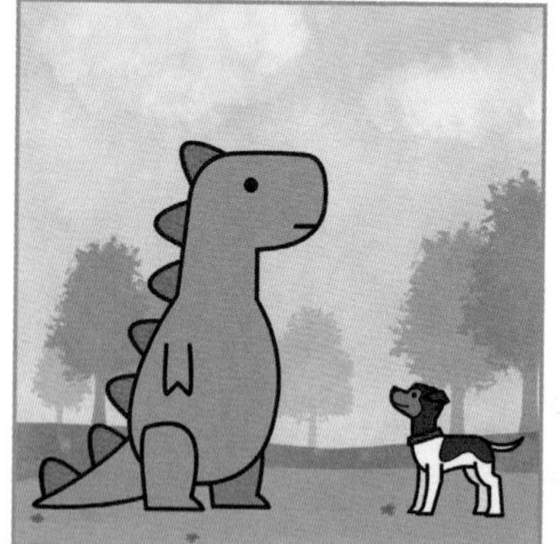

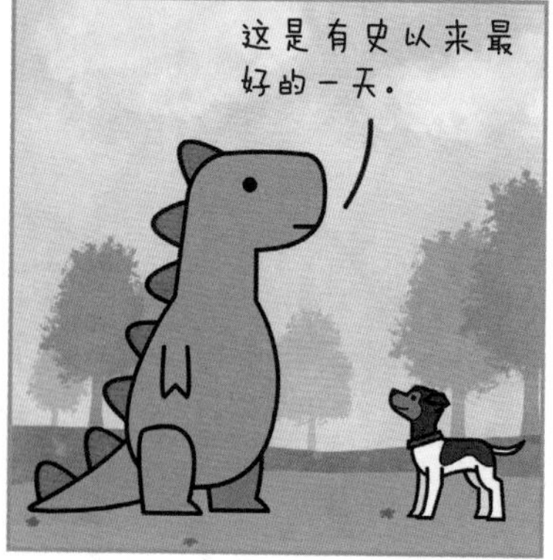
这是有史以来最好的一天。

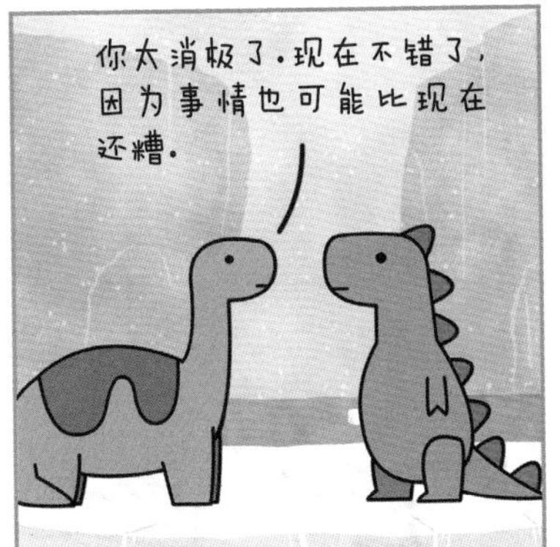
你太消极了。现在不错了，因为事情也可能比现在还糟。

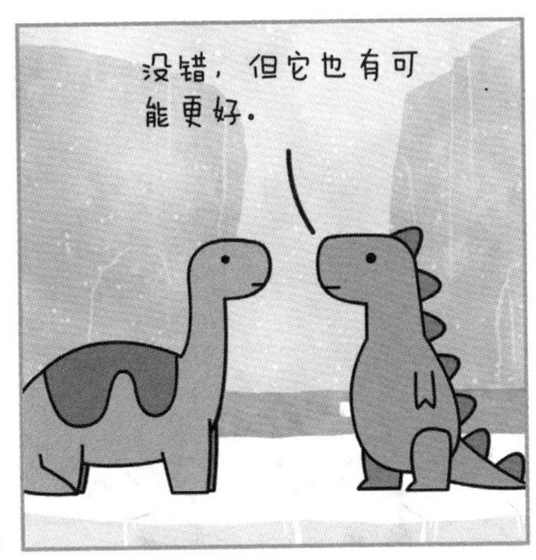
没错，但它也有可能更好。

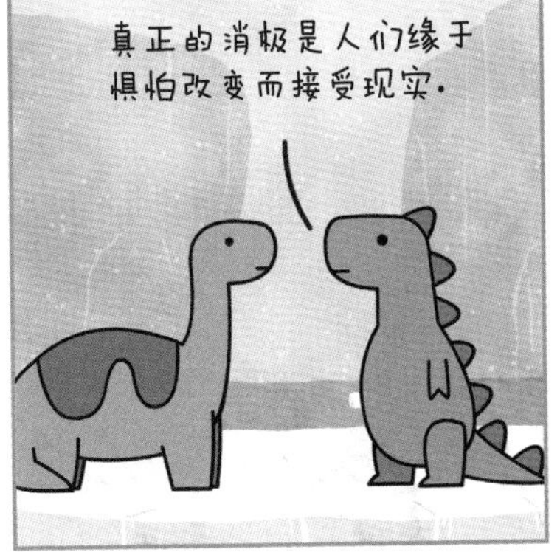
真正的消极是人们缘于惧怕改变而接受现实。

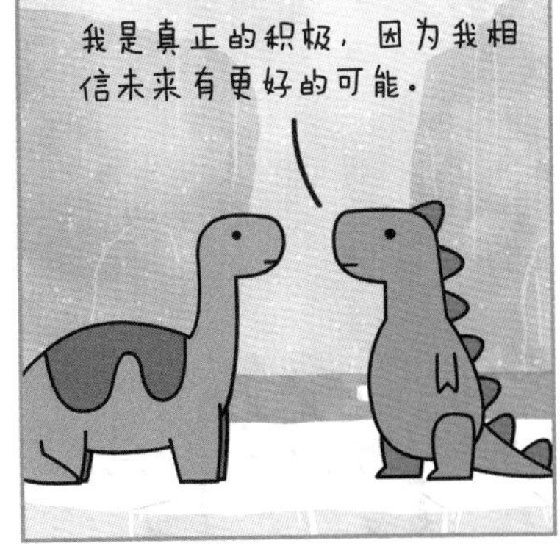
我是真正的积极，因为我相信未来有更好的可能。

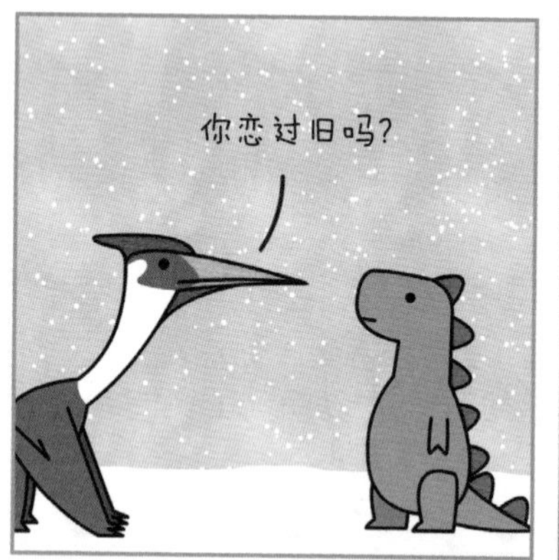
你恋过旧吗？

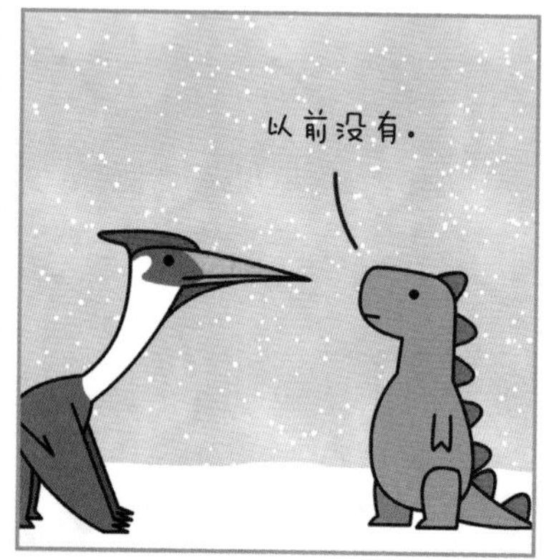
以前没有。

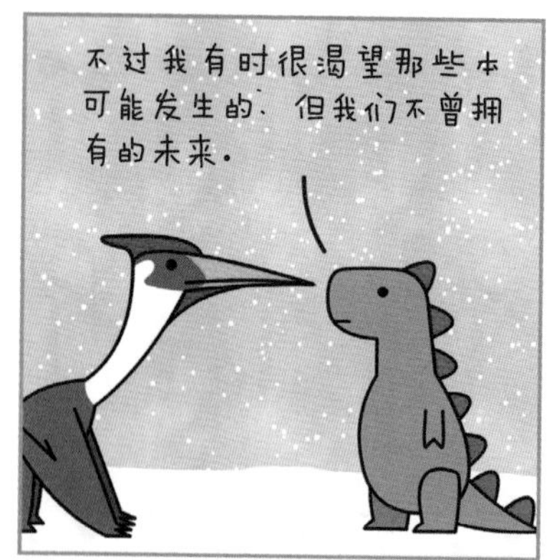
不过我有时很渴望那些本可能发生的，但我们不曾拥有的未来。

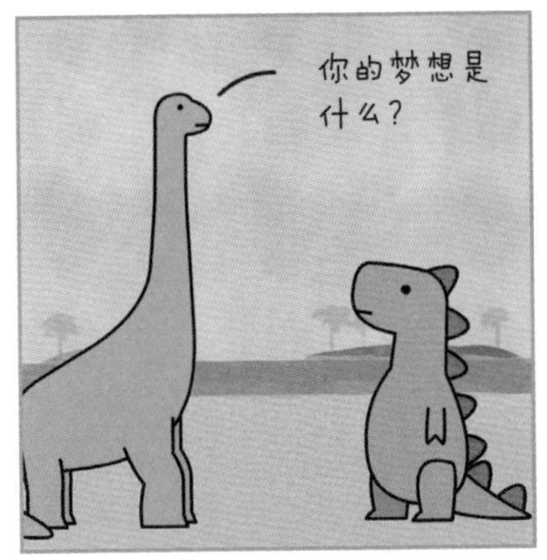
你的梦想是
什么？

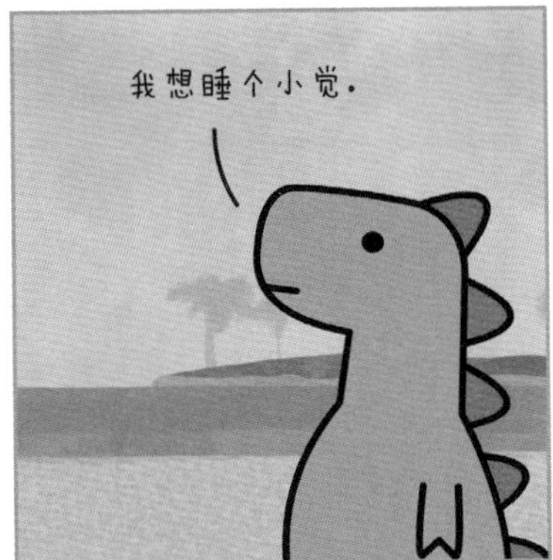
我想睡个小觉。

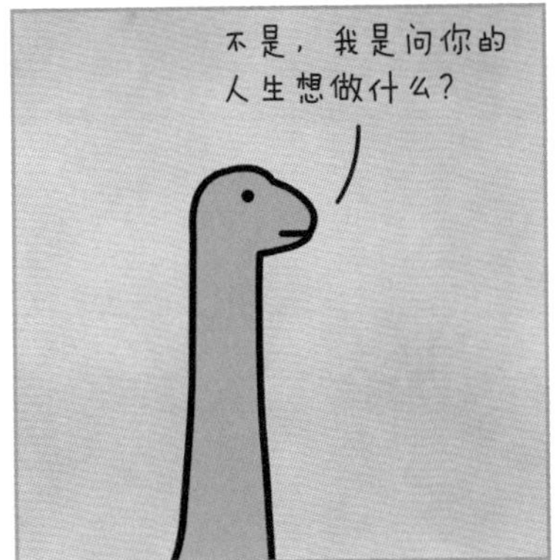
不是，我是问你的
人生想做什么？

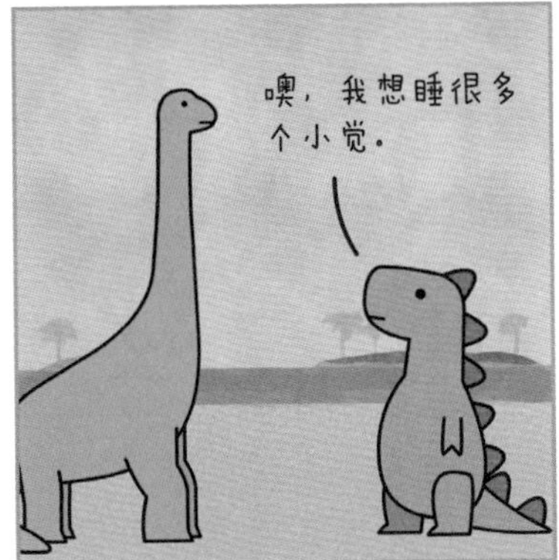
噢，我想睡很多
个小觉。

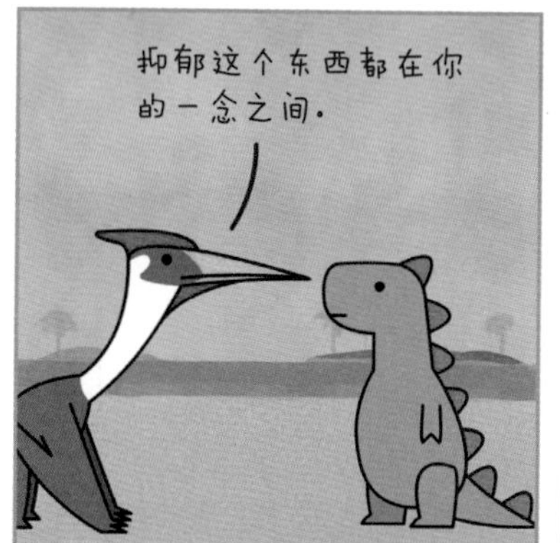
抑郁这个东西都在你的一念之间。

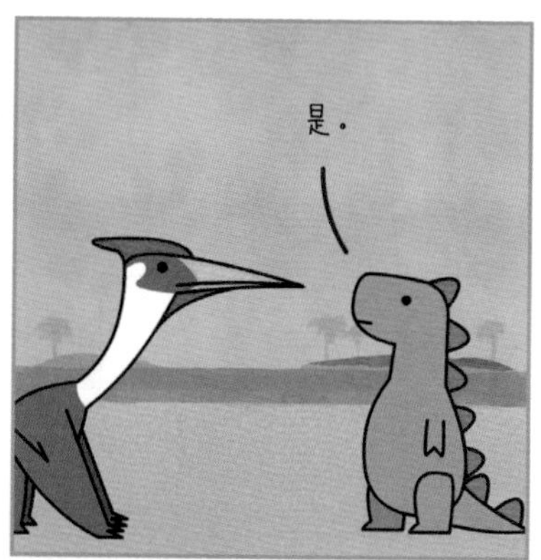
是。

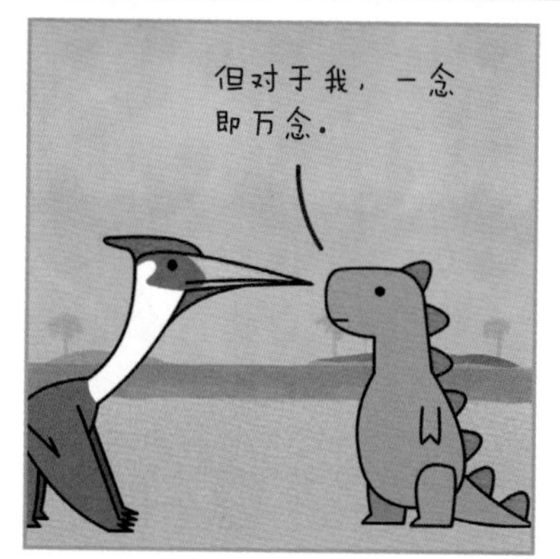
但对于我，一念即万念。

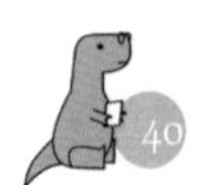

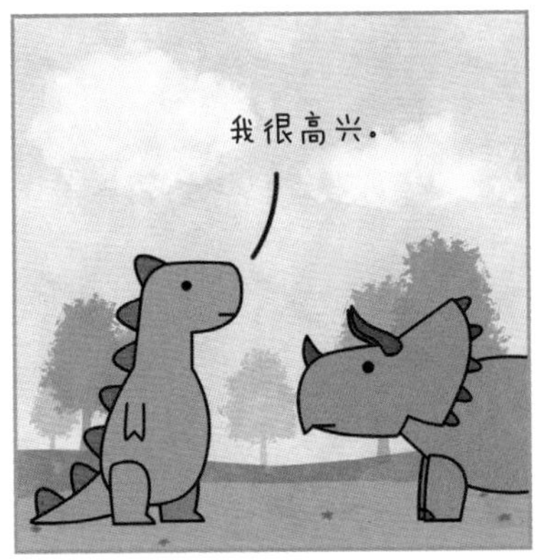
我很高兴。

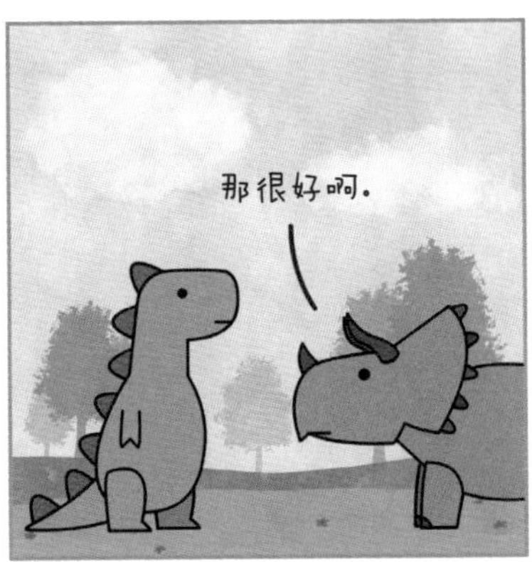
那很好啊。

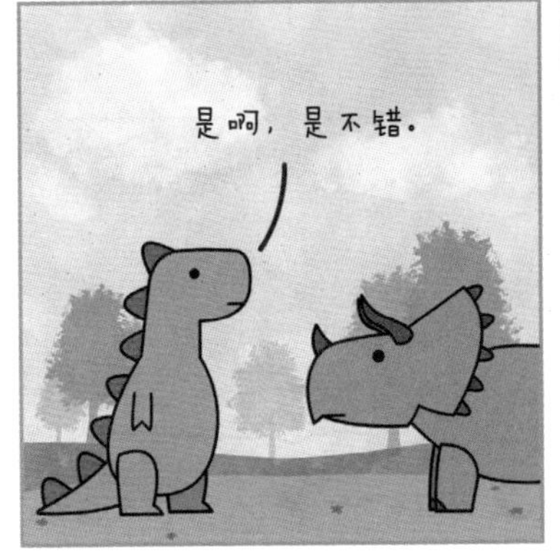
是啊，是不错。

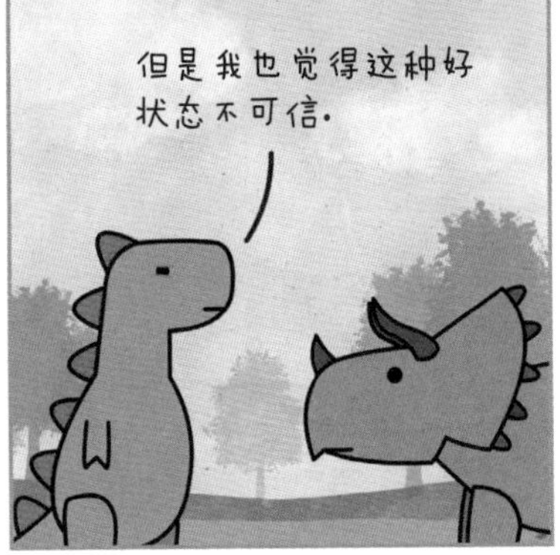
但是我也觉得这种好
状态不可信。

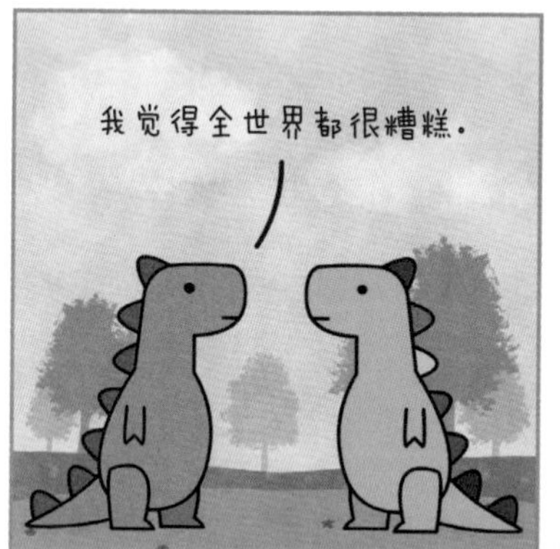
我觉得全世界都很糟糕。

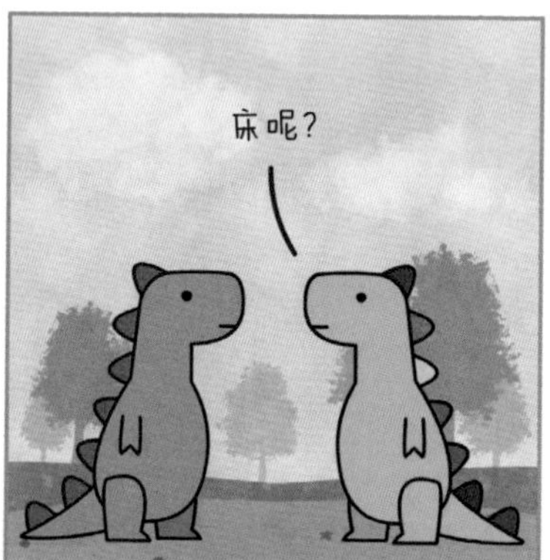
床呢?

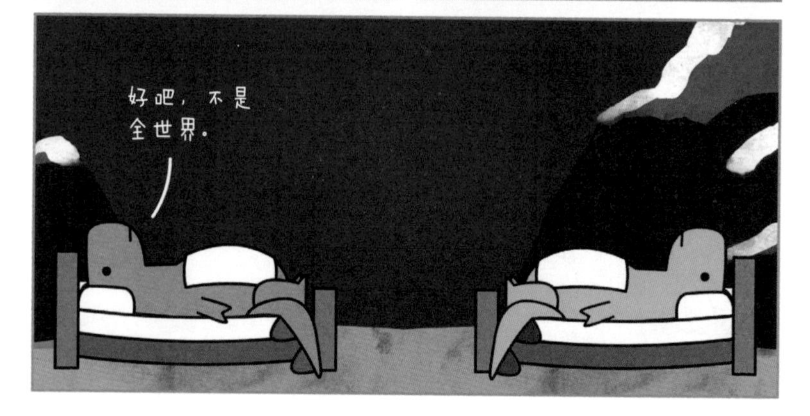
好吧，不是
全世界。

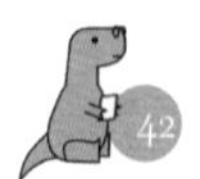

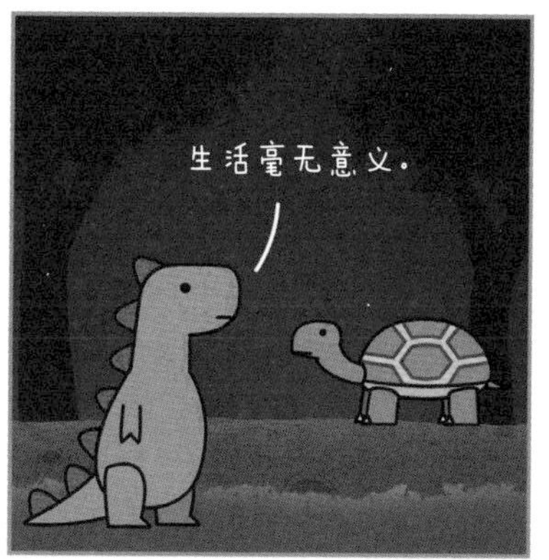
生活毫无意义。

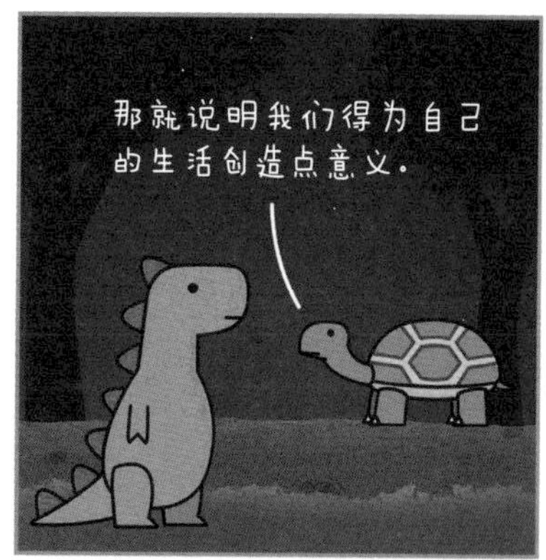
那就说明我们得为自己
的生活创造点意义。

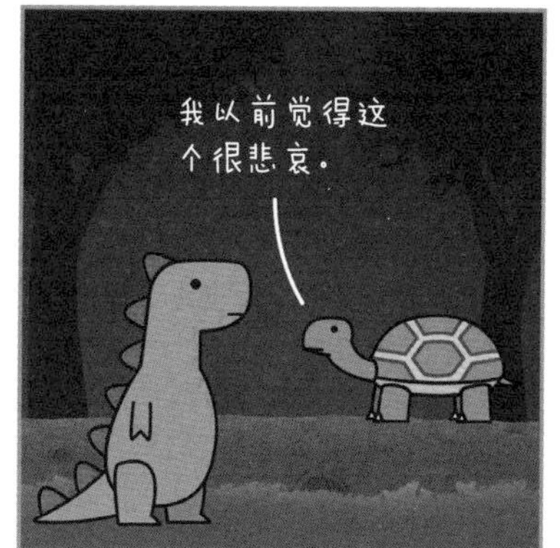
我以前觉得这
个很悲哀。

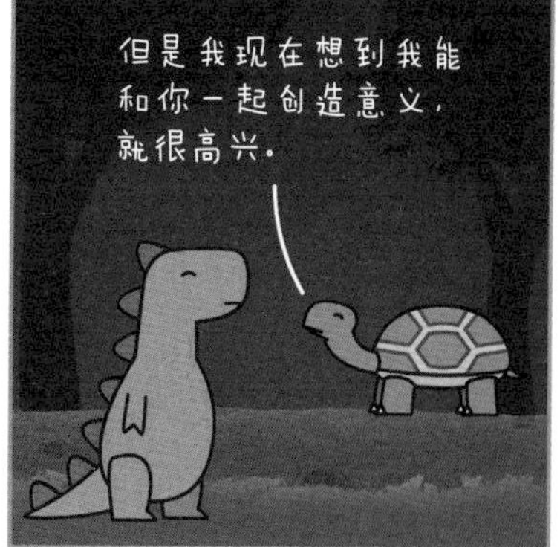
但是我现在想到我能
和你一起创造意义，
就很高兴。

我受不了我的老板，却要花我生活中一半的时间为他工作。

哈哈，是啊，社会就是这样子。

重点在于，不是社会就是这样，是我们创造了这个社会。

我们其实可以简单做些改变，就能大不一样。

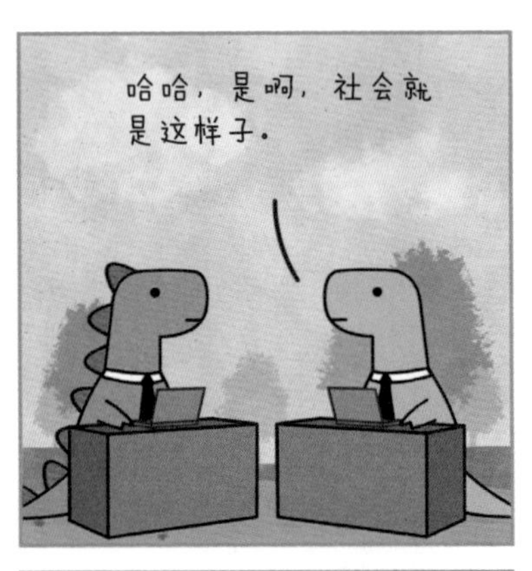

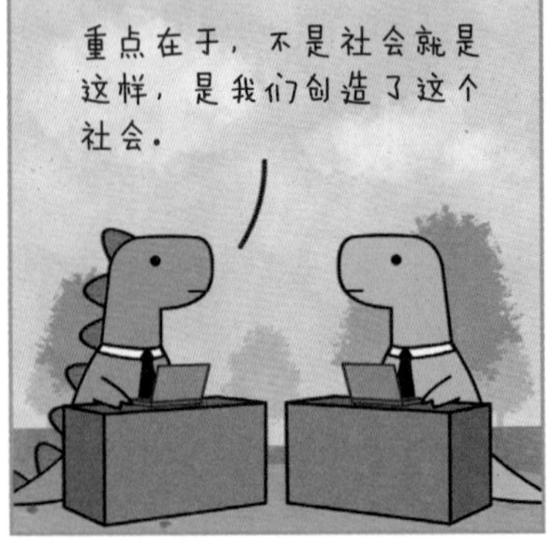

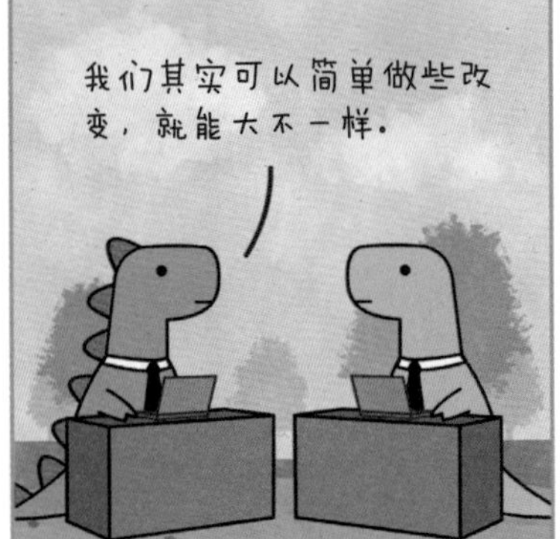

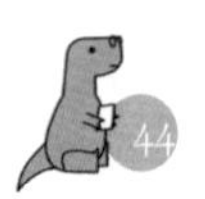

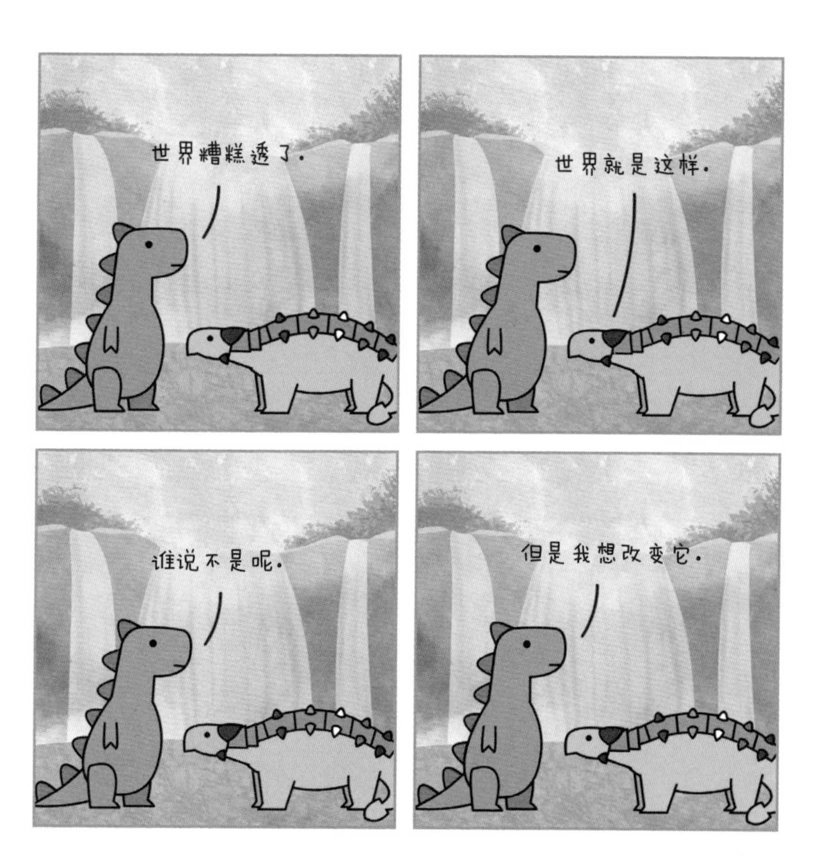
世界糟糕透了。
世界就是这样。
谁说不是呢。
但是我想改变它。

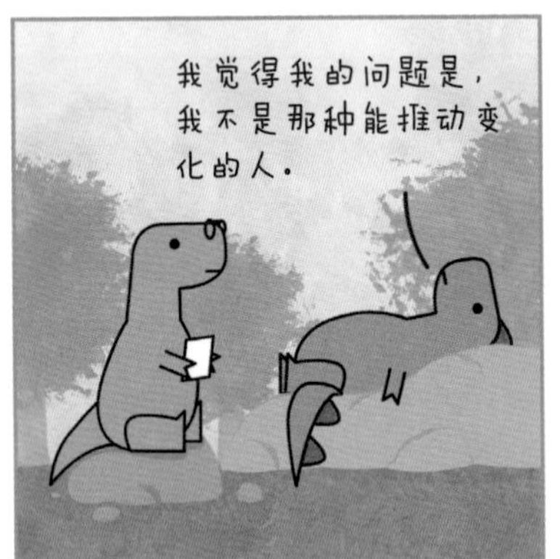
我觉得我的问题是，
我不是那种能推动变
化的人。

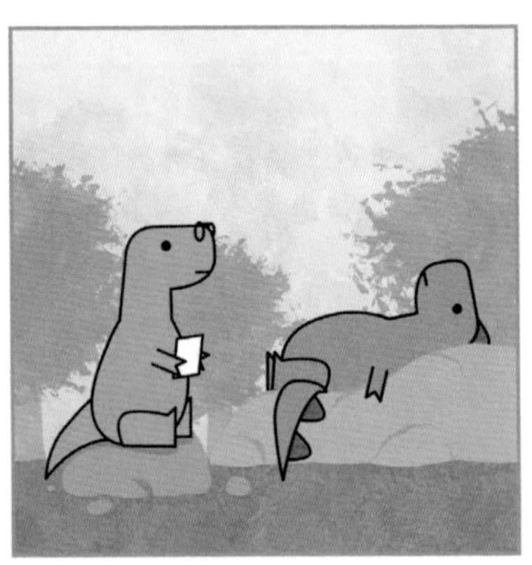

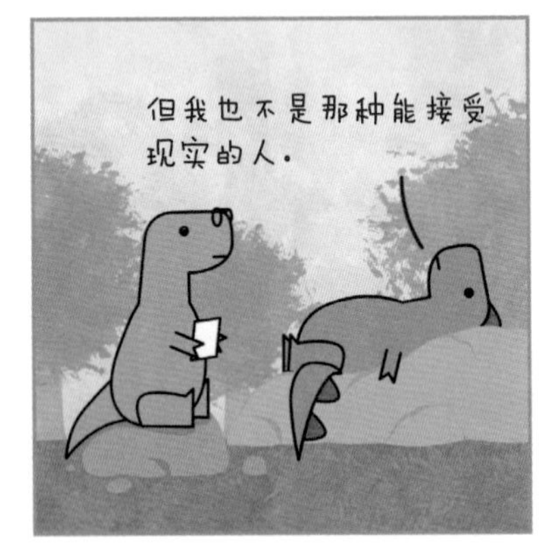
但我也不是那种能接受
现实的人。

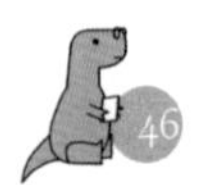

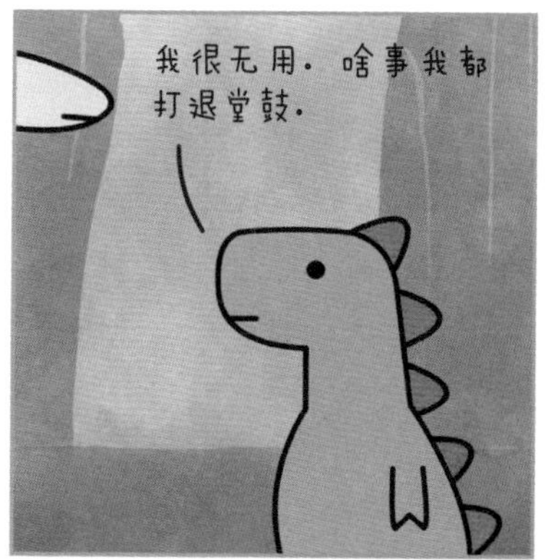
我很无用。啥事我都打退堂鼓。

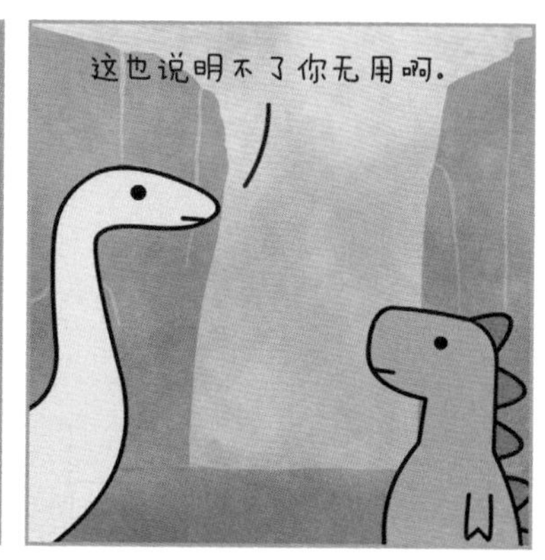
这也说明不了你无用啊。

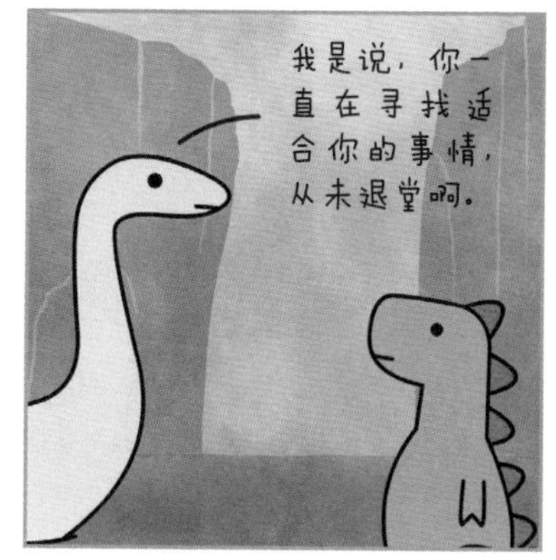
我是说，你一直在寻找适合你的事情，从未退堂啊。

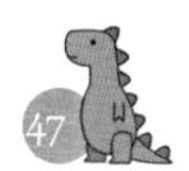

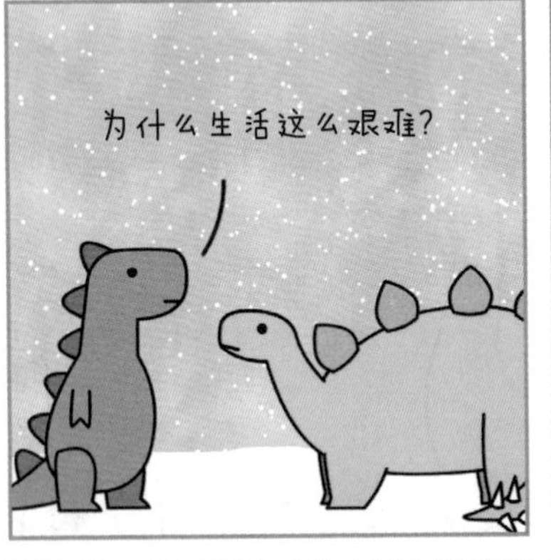
为什么生活这么艰难?

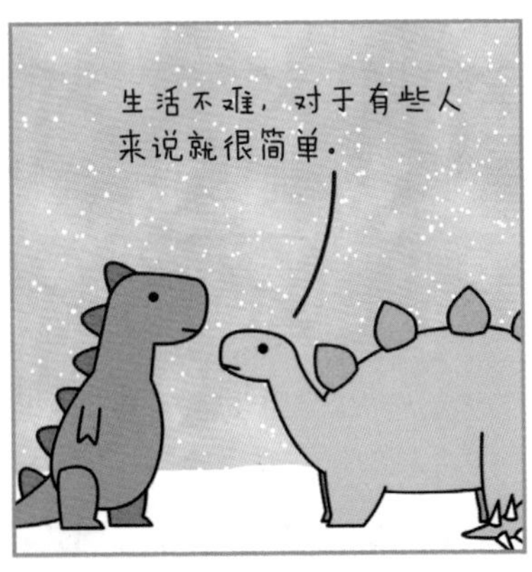
生活不难，对于有些人
来说就很简单。

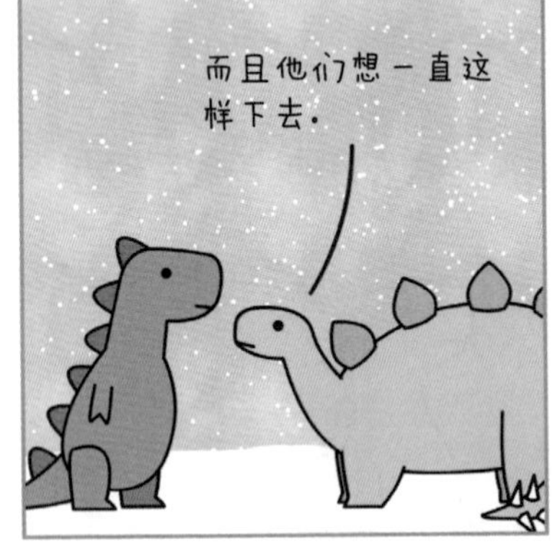
而且他们想一直这
样下去。

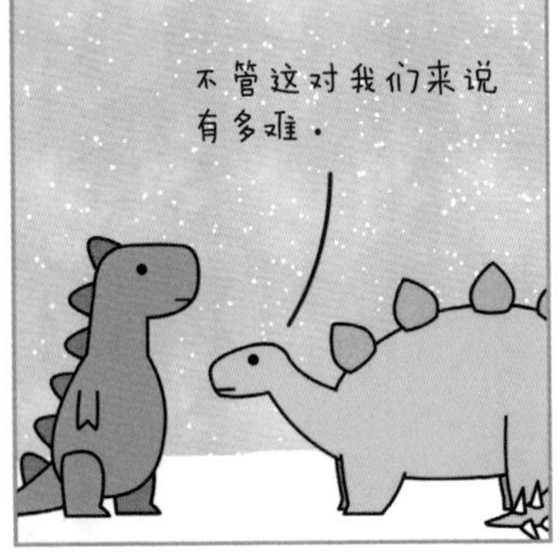
不管这对我们来说
有多难。

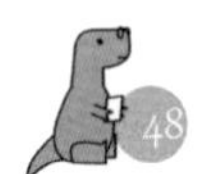

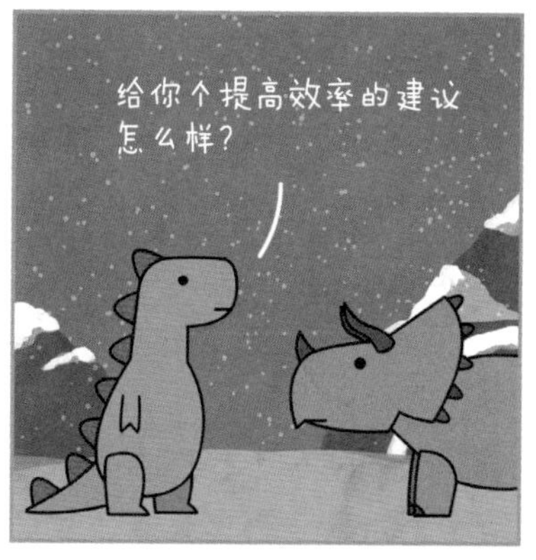
给你个提高效率的建议
怎么样？

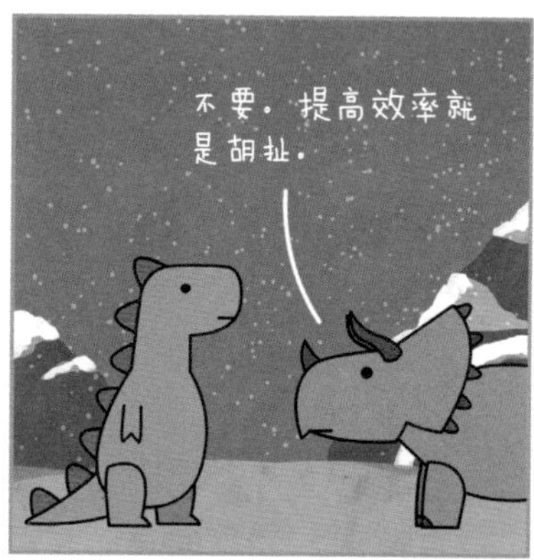
不要。提高效率就
是胡扯。

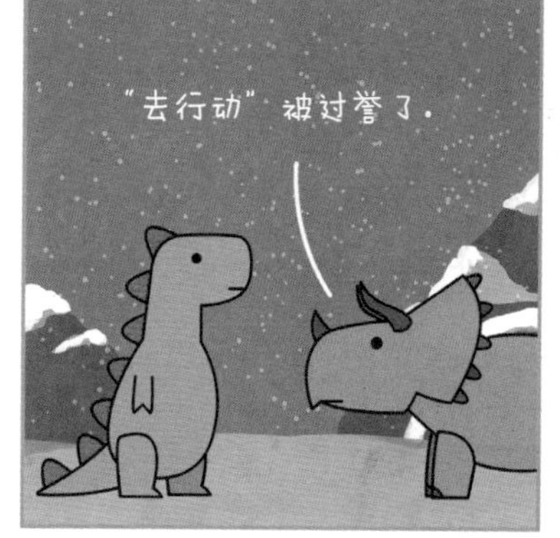
“去行动”被过誉了。

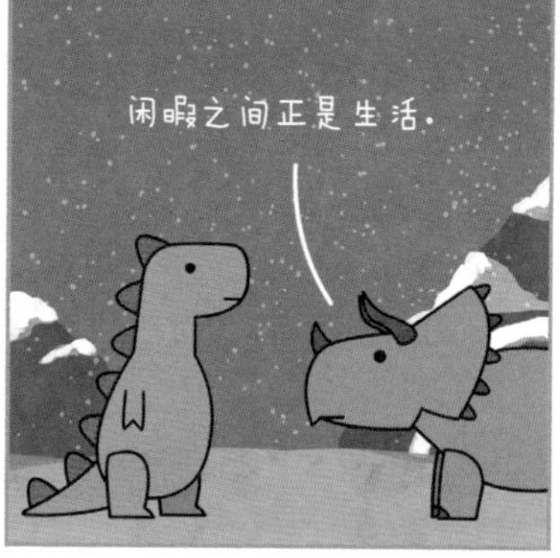
闲暇之间正是生活。

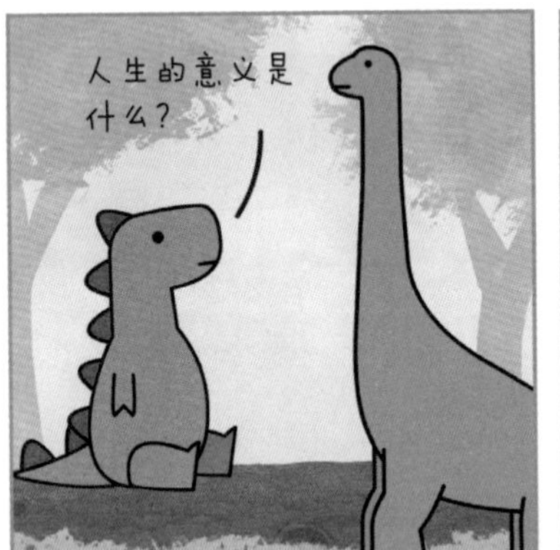
人生的意义是
什么？

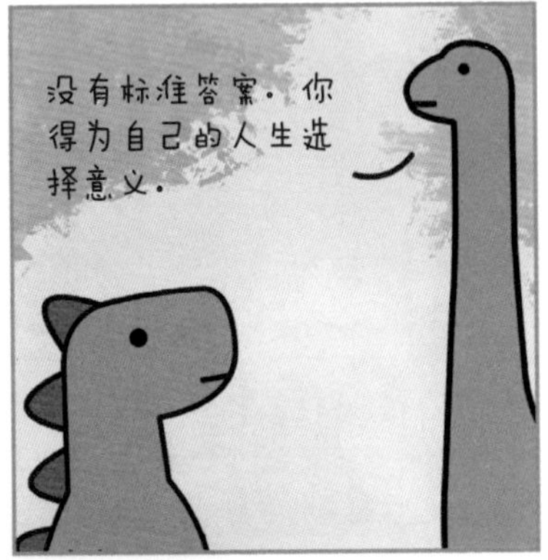
没有标准答案。你
得为自己的人生选
择意义。

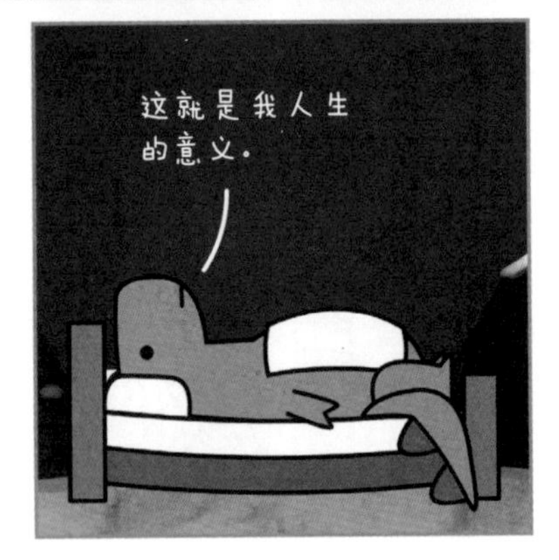
这就是我人生
的意义。

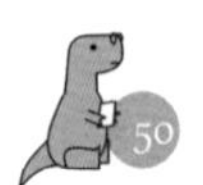

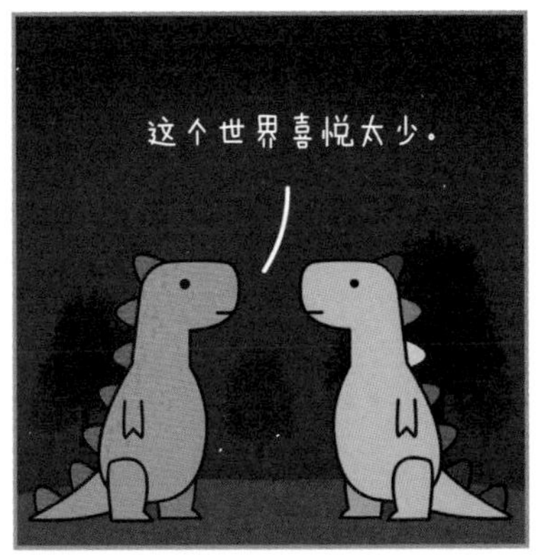
这个世界喜悦太少。

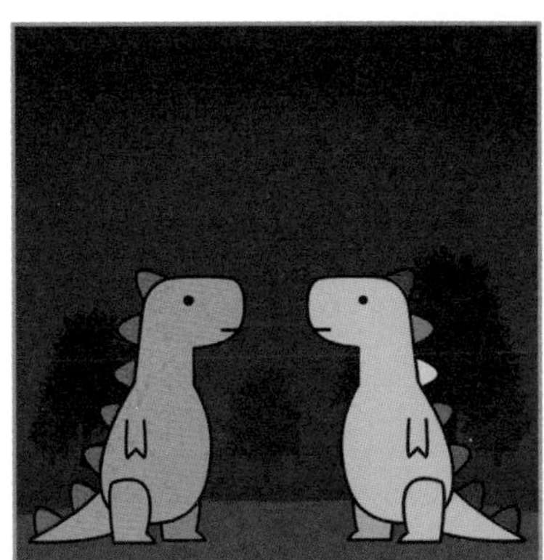

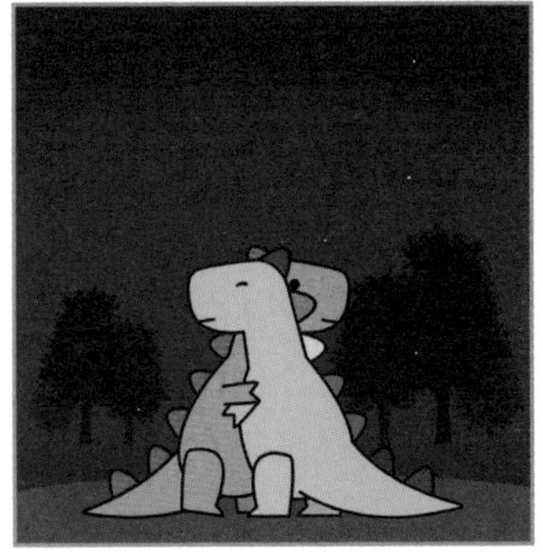

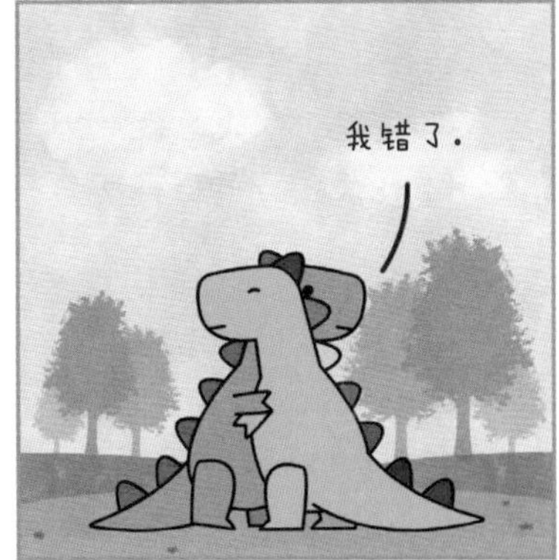
我错了。

04

关系

不相信爱这种说辞实在是陈词滥调。

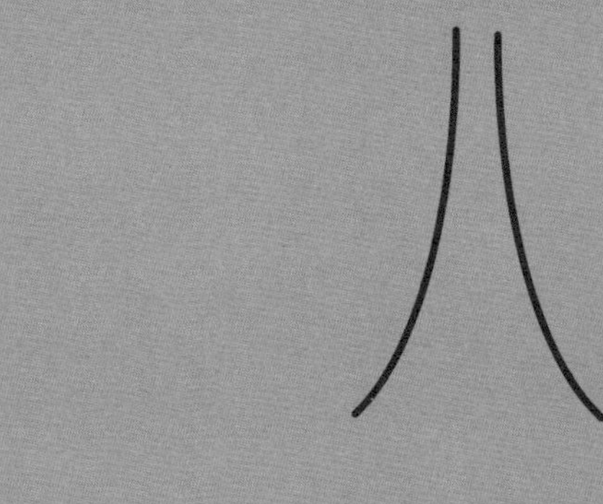

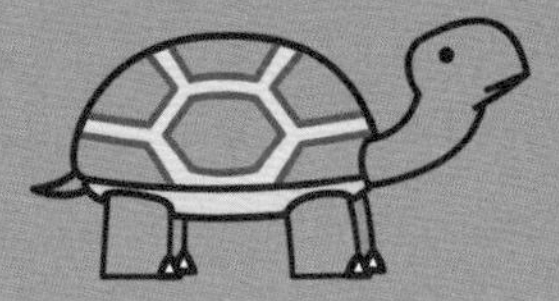

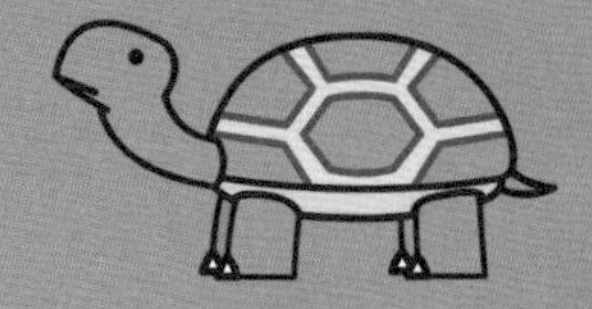

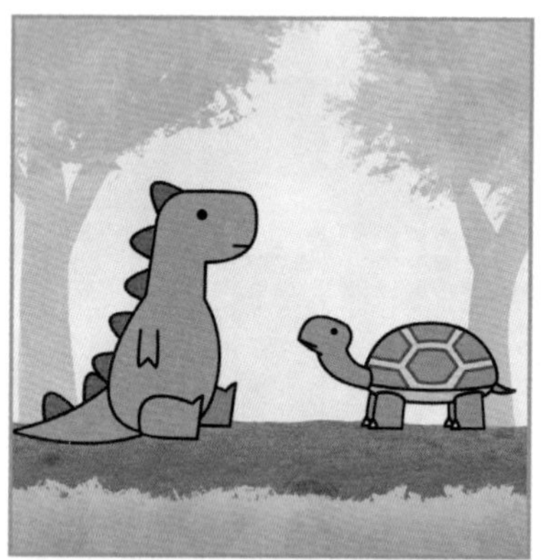

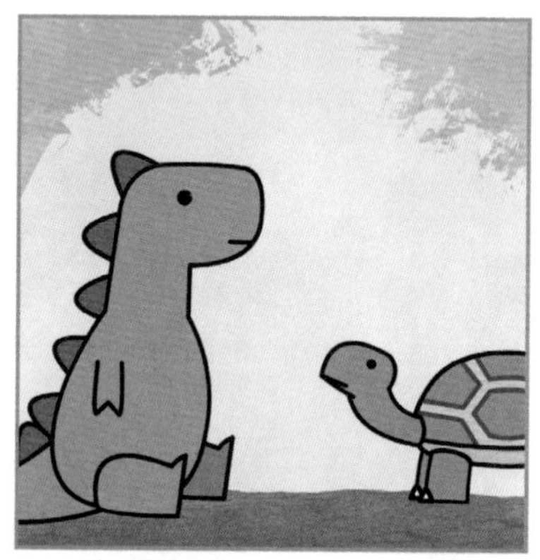

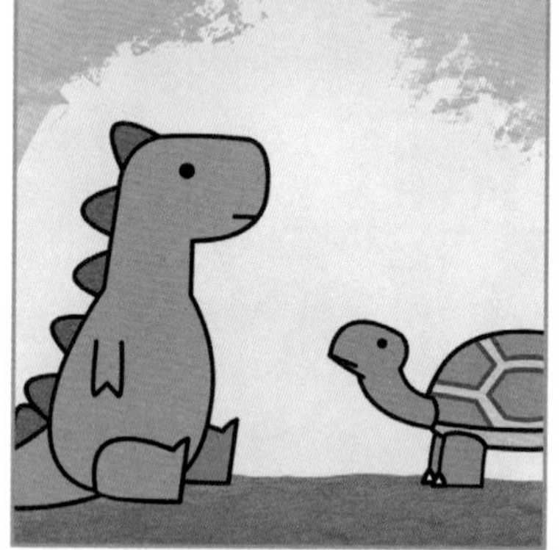

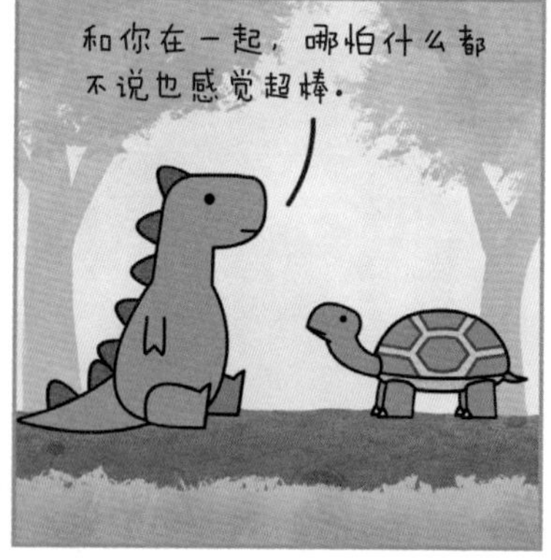
和你在一起，哪怕什么都不说也感觉超棒。

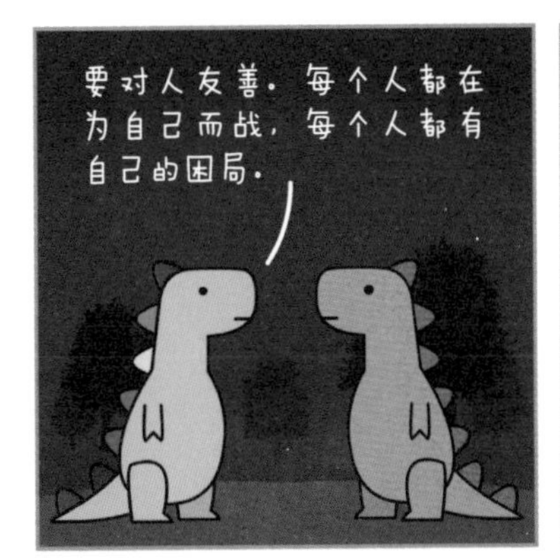
要对人友善。每个人都在为自己而战，每个人都有自己的困局。

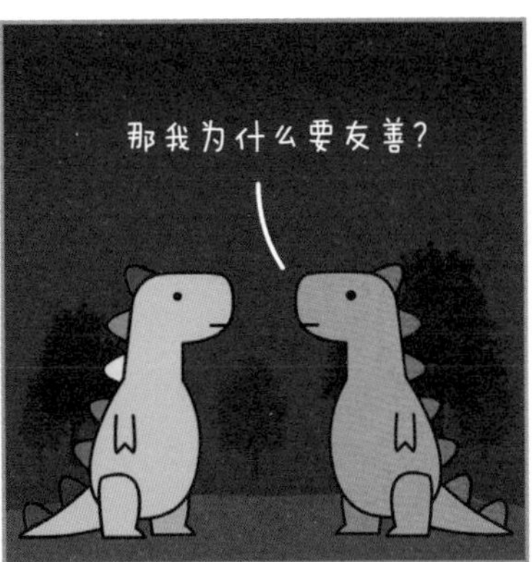
那我为什么要友善？

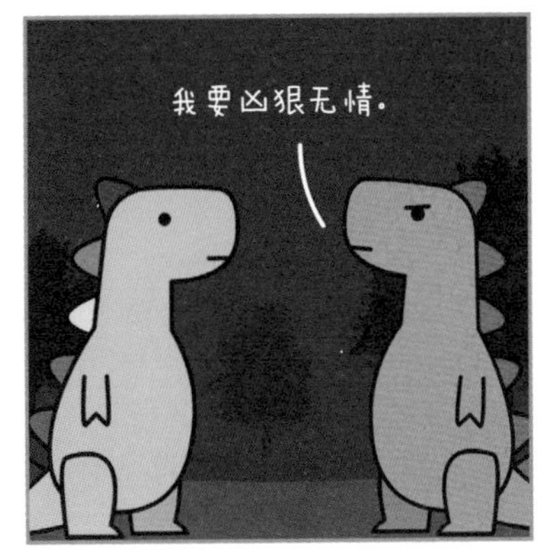
我要凶狠无情。

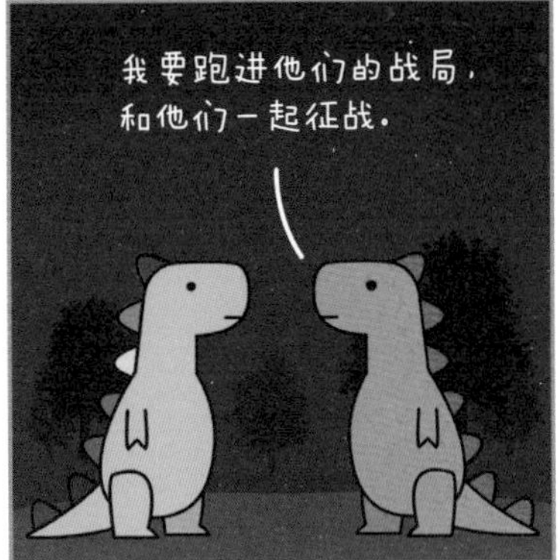
我要跑进他们的战局，和他们一起征战。

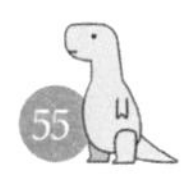

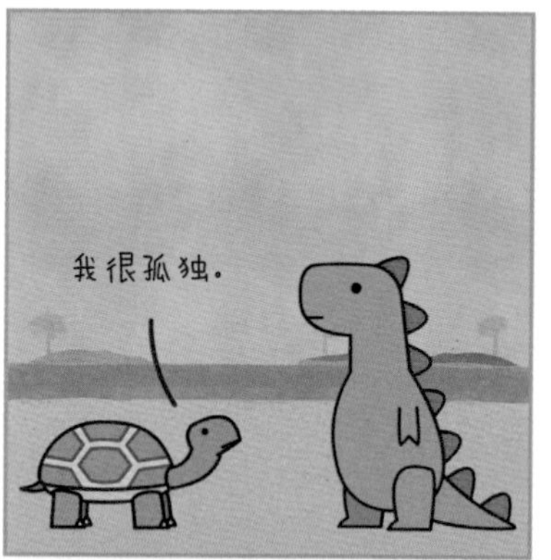
我很孤独。

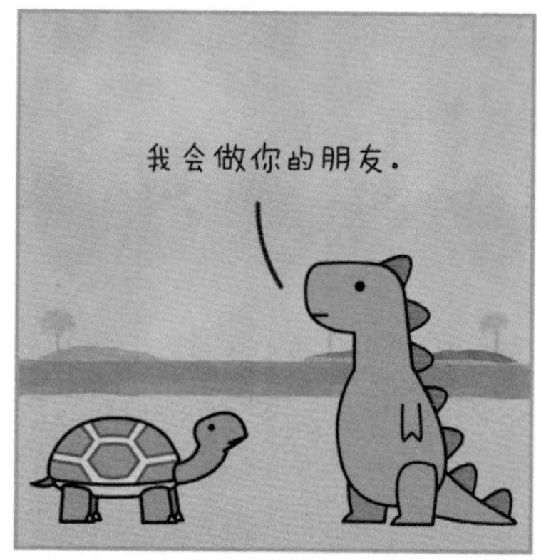
我会做你的朋友。

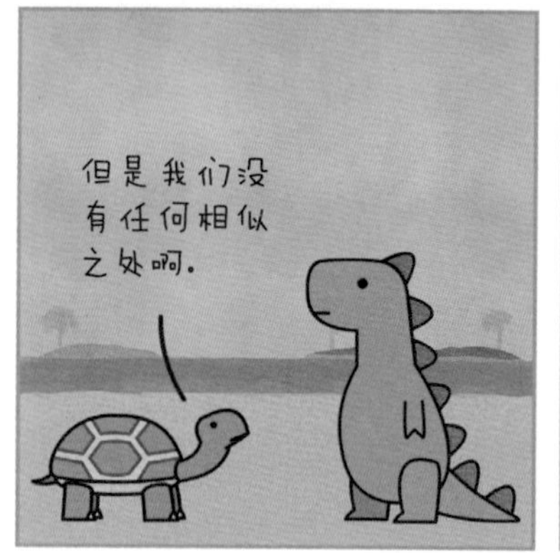
但是我们没有任何相似之处啊。

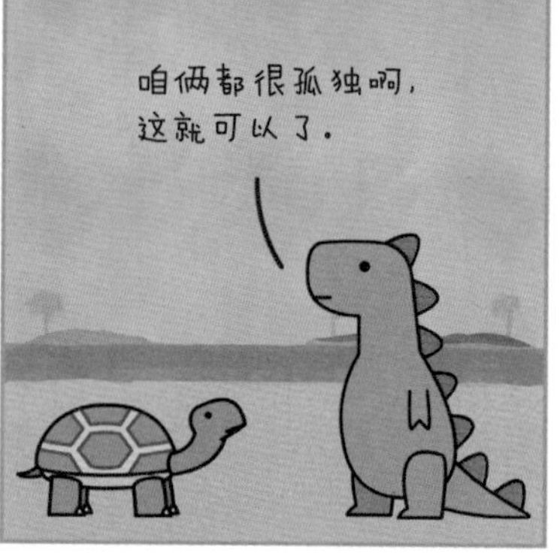
咱俩都很孤独啊，这就可以了。

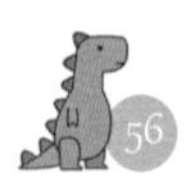

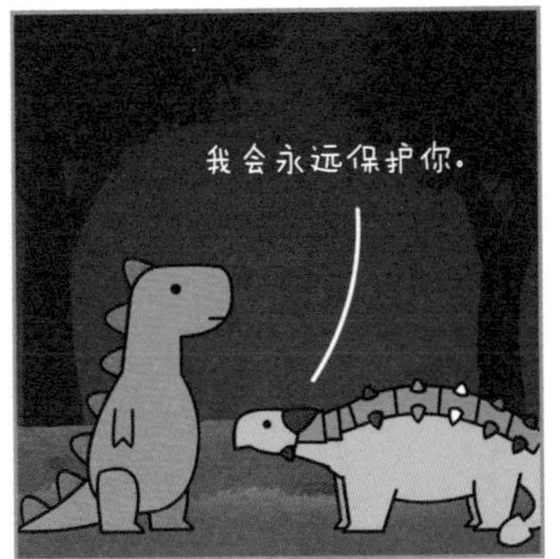
我会永远保护你。

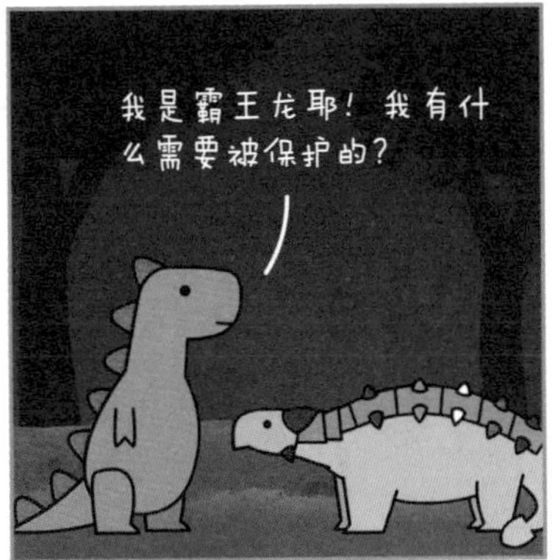
我是霸王龙耶！我有什么需要被保护的？

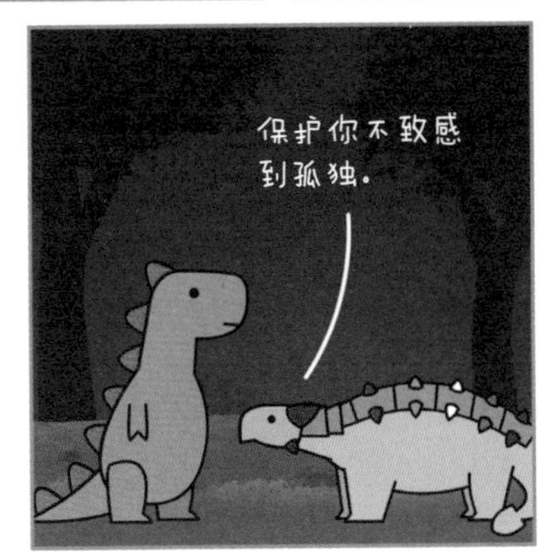
保护你不致感到孤独。

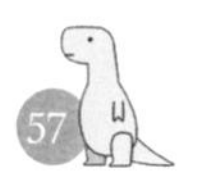

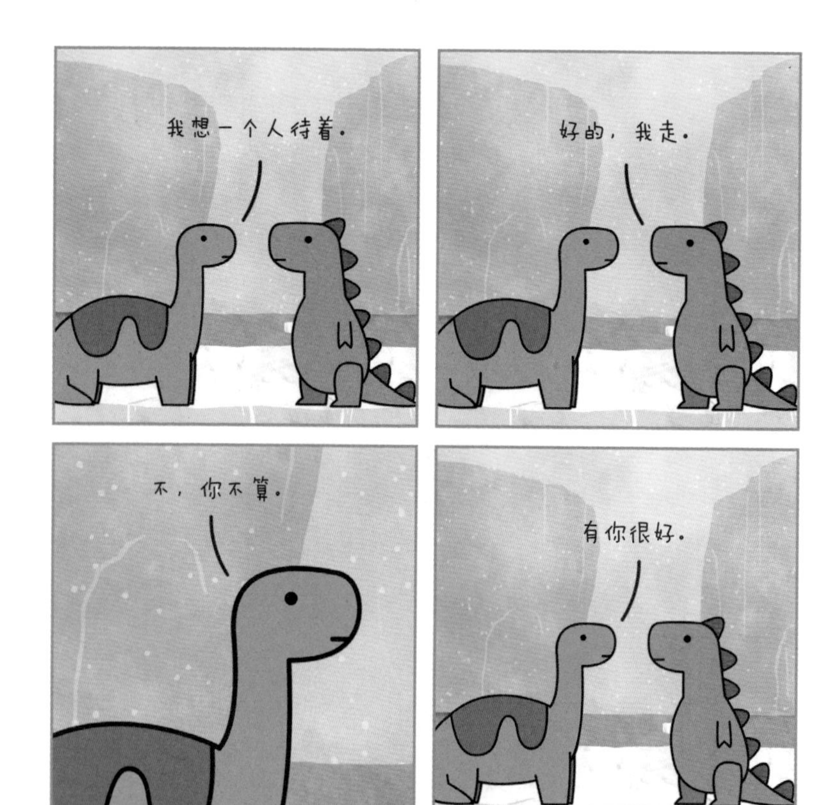
我想一个人待着。
好的，我走。
不，你不算。
有你很好。

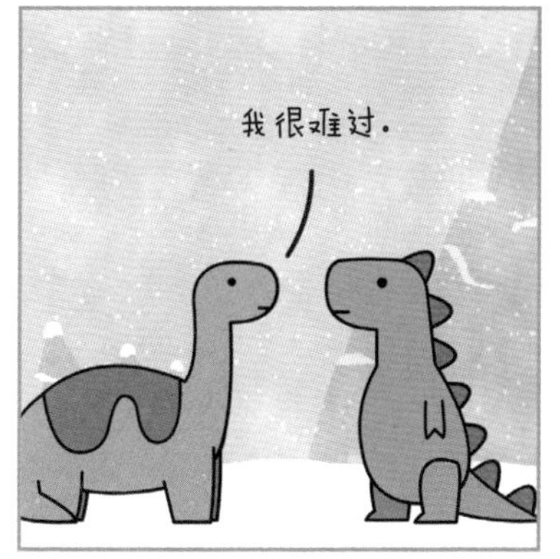
我很难过。

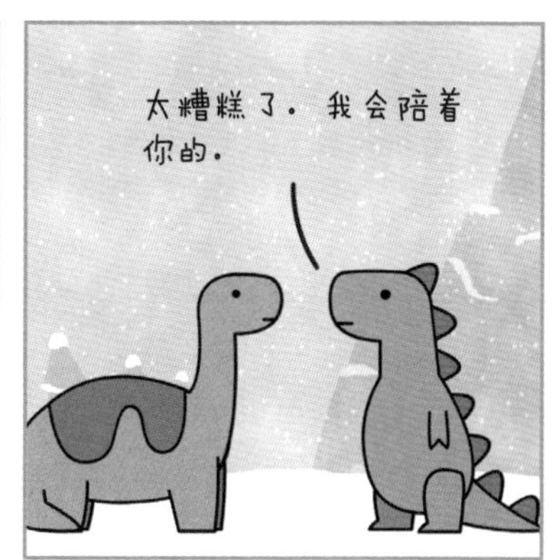
太糟糕了。我会陪着你的。

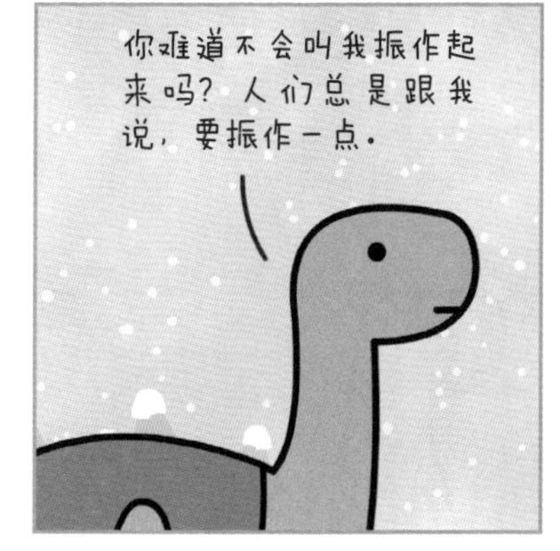
你难道不会叫我振作起来吗？人们总是跟我说，要振作一点。

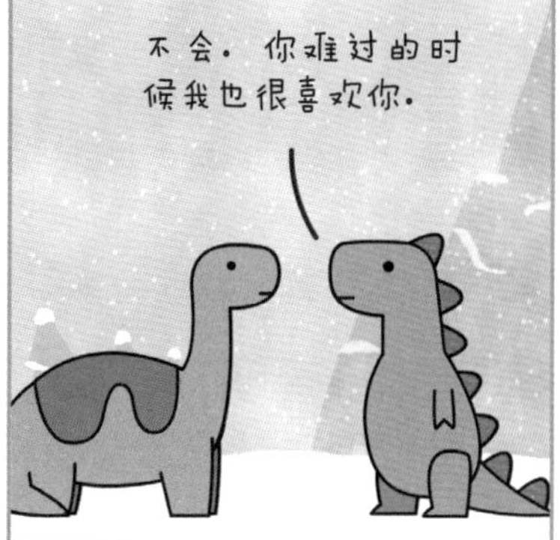
不会。你难过的时候我也很喜欢你。

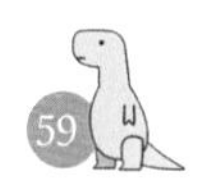

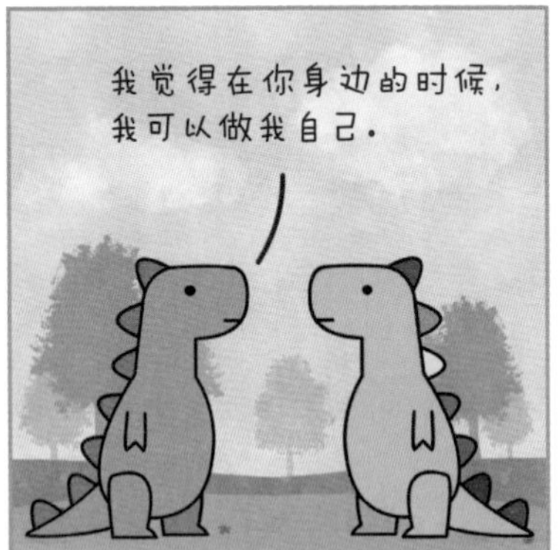
我觉得在你身边的时候，
我可以做我自己。

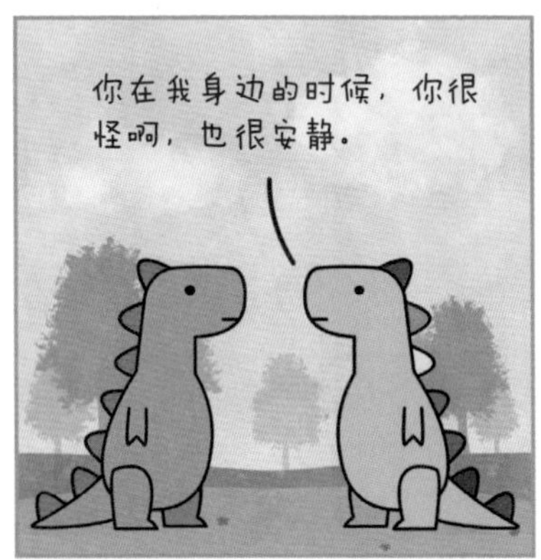
你在我身边的时候，你很
怪啊，也很安静。

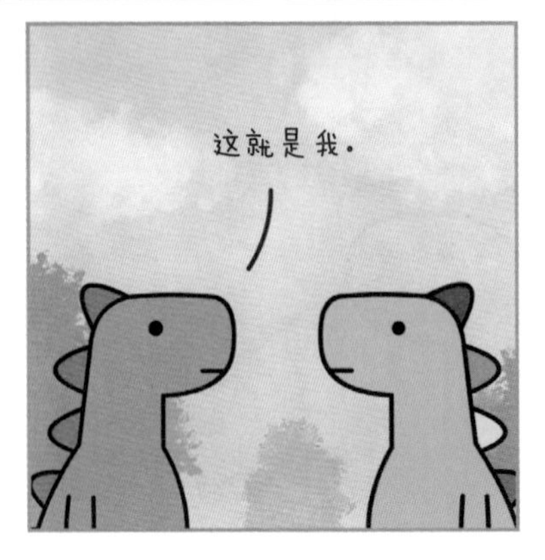
这就是我。

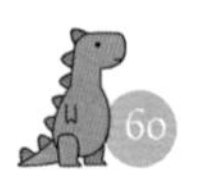

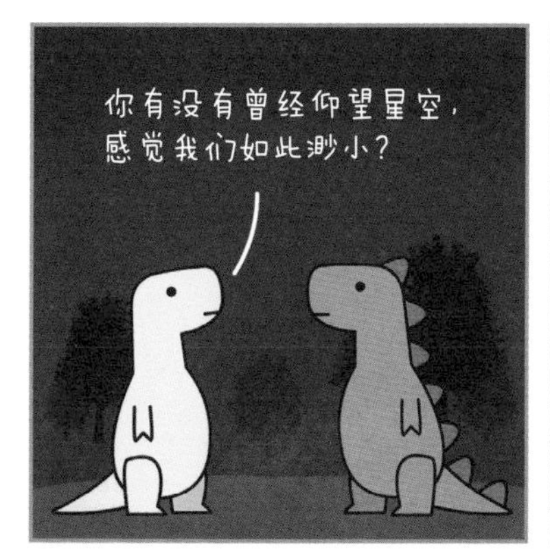
你有没有曾经仰望星空，
感觉我们如此渺小？

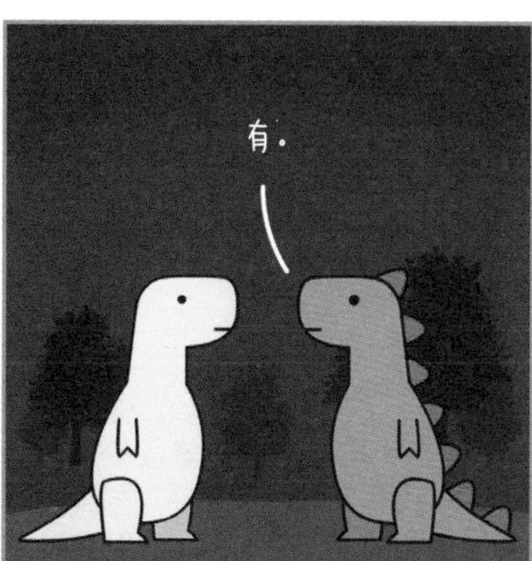
有。

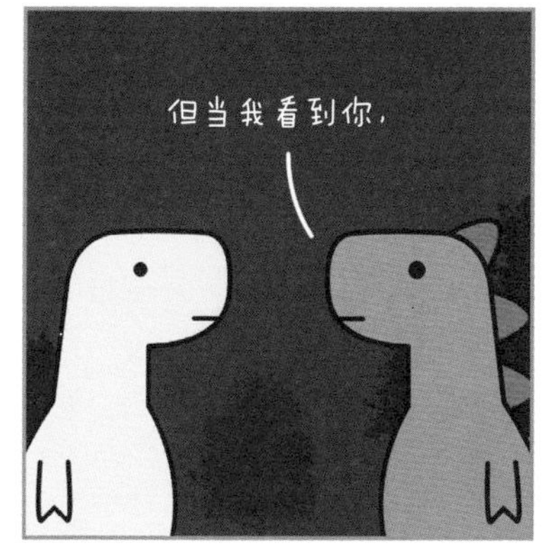
但当我看到你，

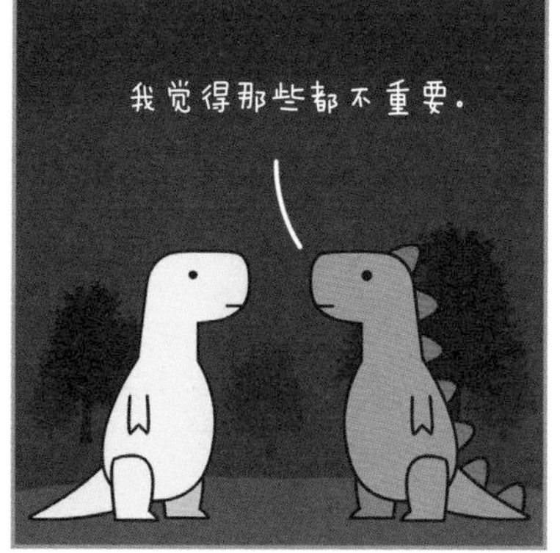
我觉得那些都不重要。

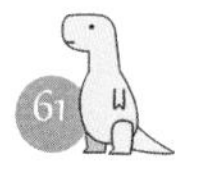

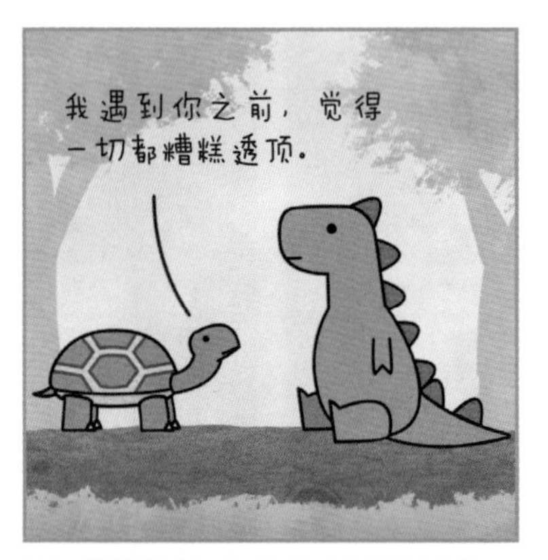
我遇到你之前，觉得
一切都糟糕透顶。

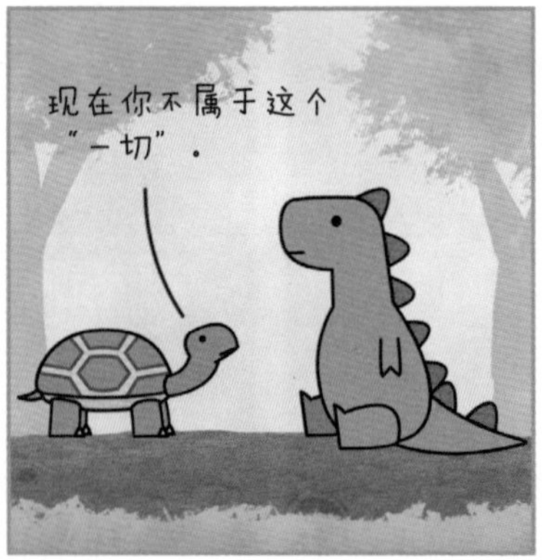
现在你不属于这个
“一切”。

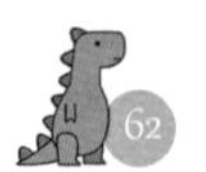

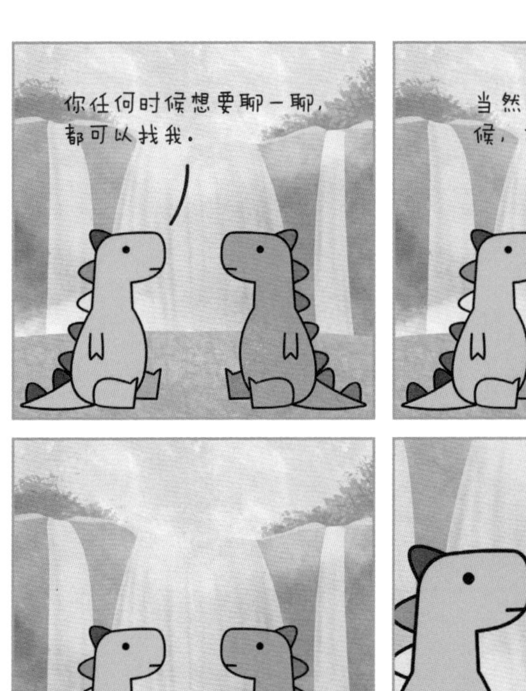
你任何时候想要聊一聊，
都可以找我。

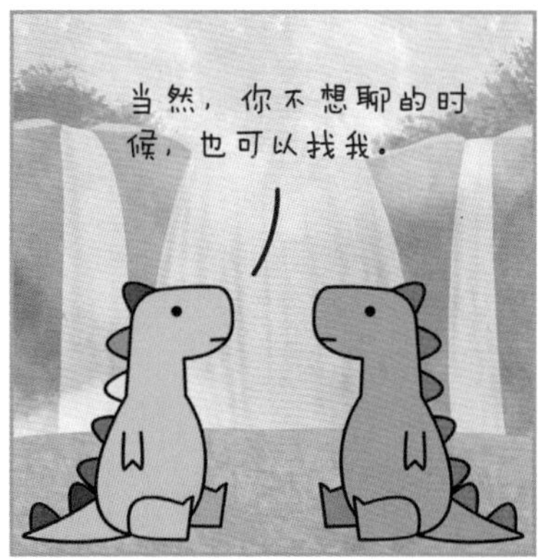
当然，你不想聊的时
候，也可以找我。

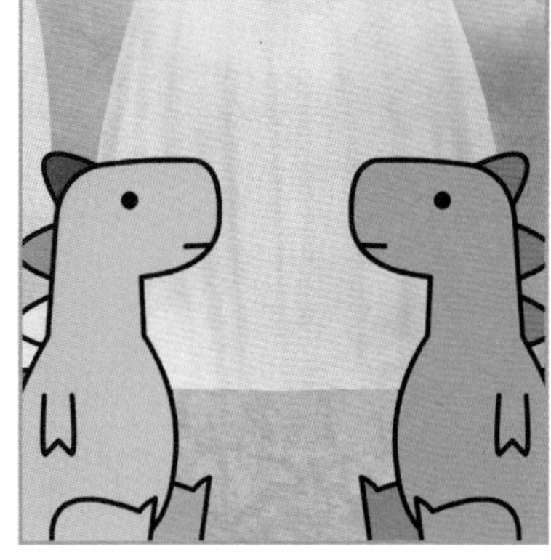

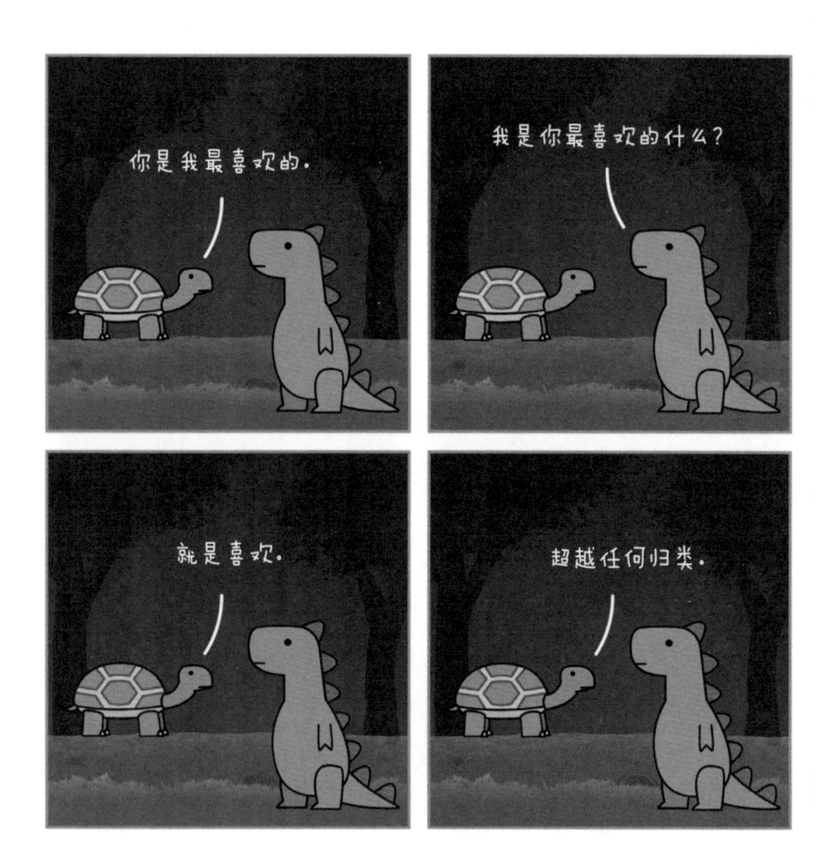
你是我最喜欢的。
我是你最喜欢的什么？
就是喜欢。
超越任何归类。

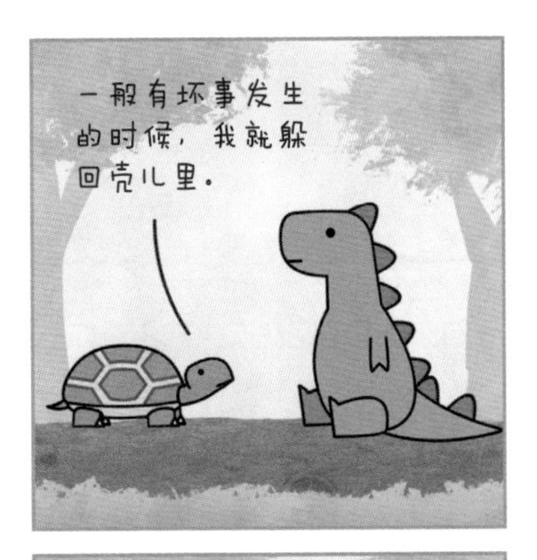
一般有坏事发生的时候，我就躲回壳儿里。

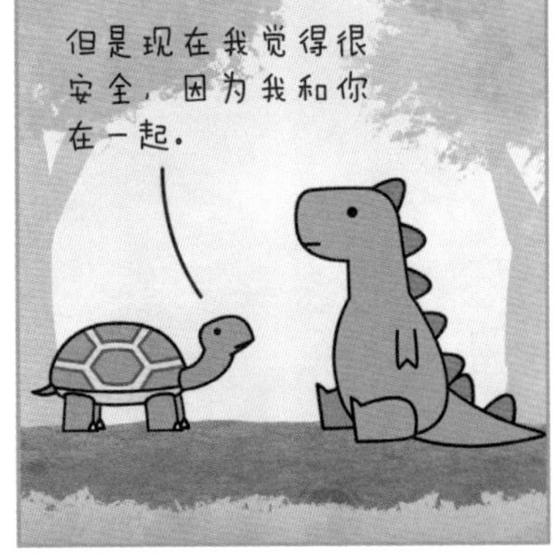
但是现在我觉得很安全，因为我和你在一起。

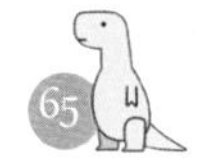

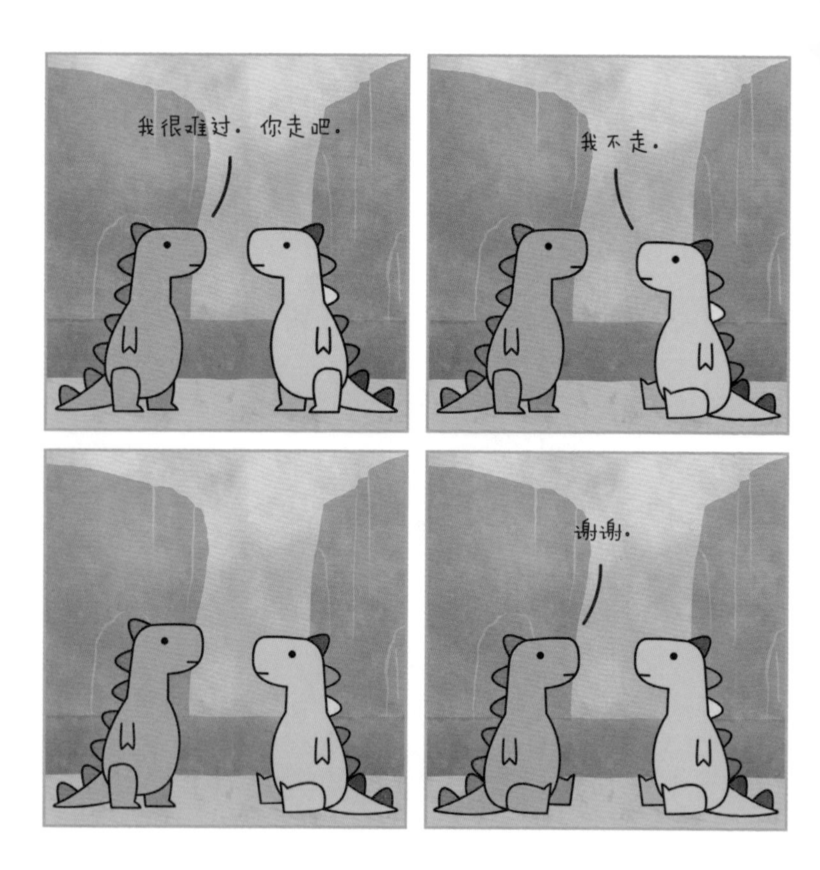
我很难过。你走吧。
我不走。
谢谢。

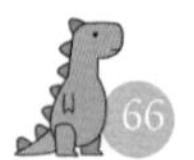

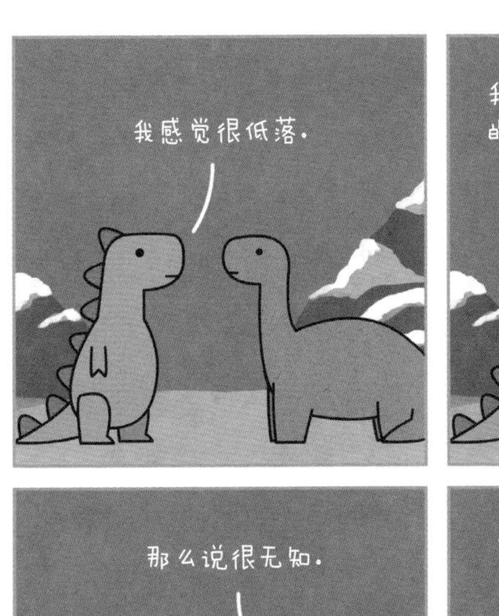
我感觉很低落。

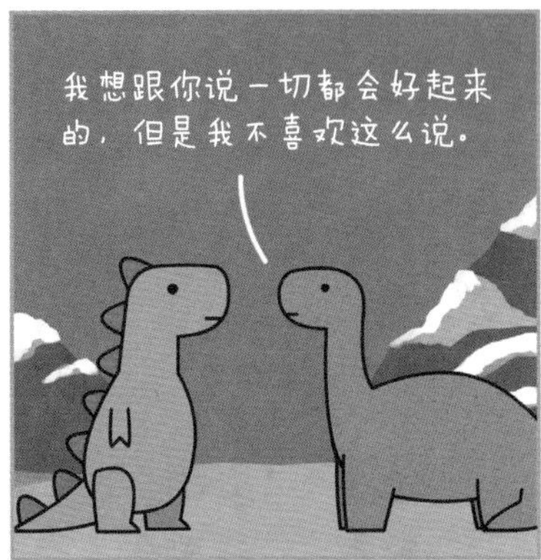
我想跟你说一切都会好起来的，但是我不喜欢这么说。

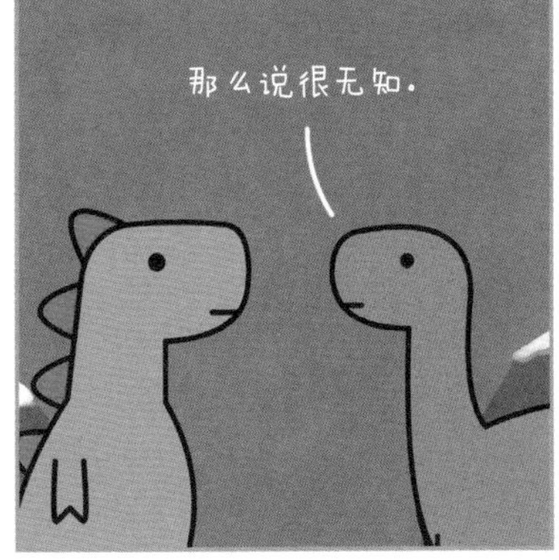
那么说很无知。

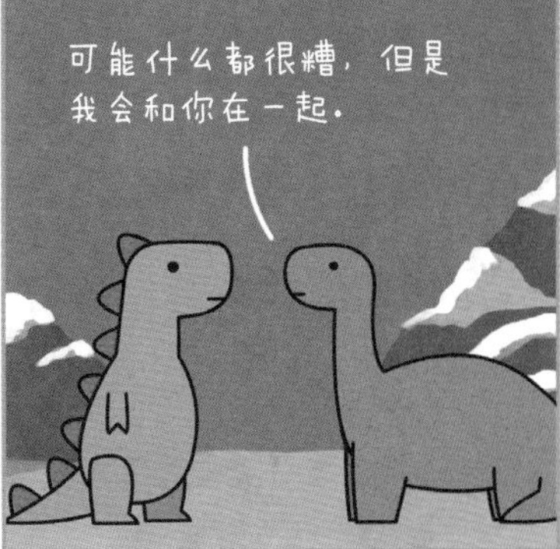
可能什么都很糟，但是我会和你在一起。

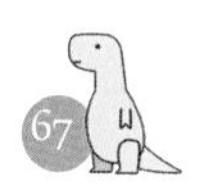

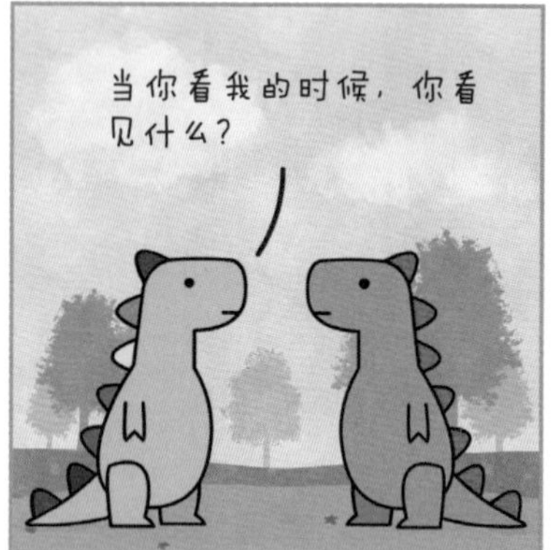
当你看我的时候，你看见什么？

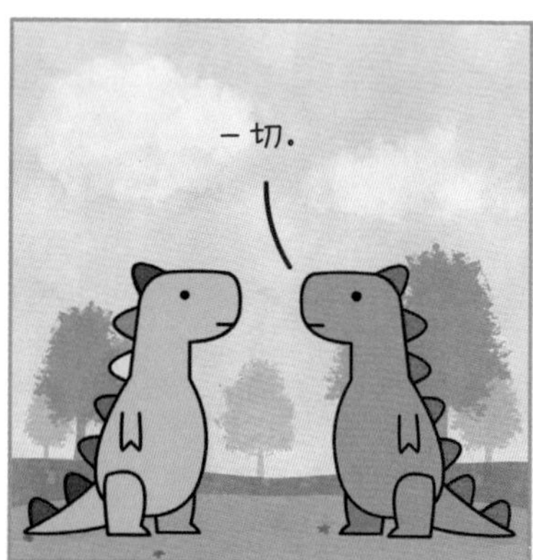
一切。

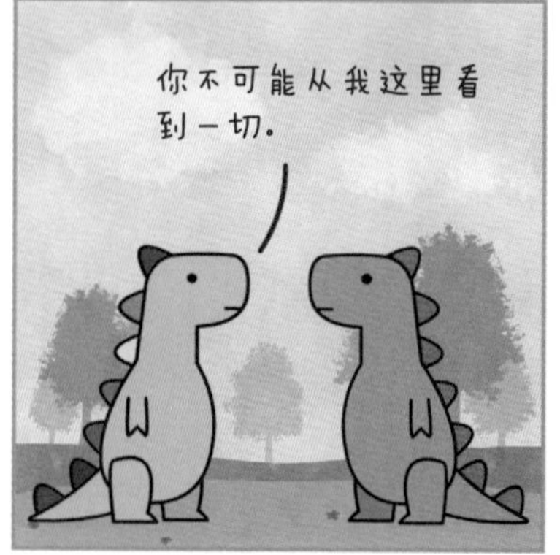
你不可能从我这里看到一切。

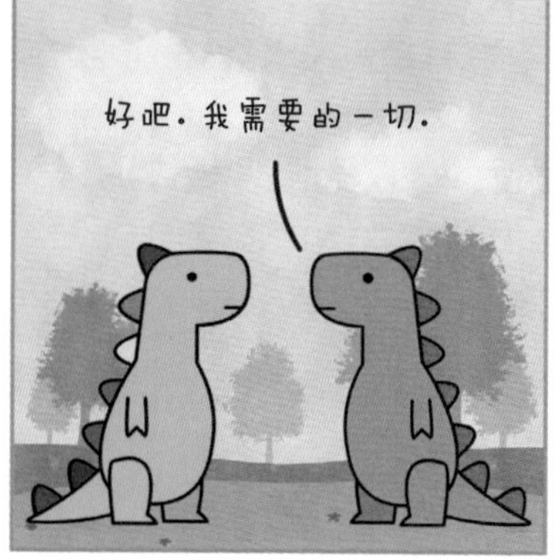
好吧。我需要的一切。

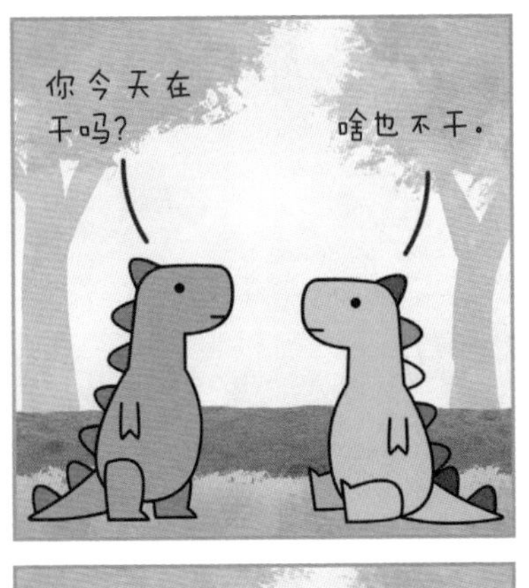
你今天在干吗？
啥也不干。

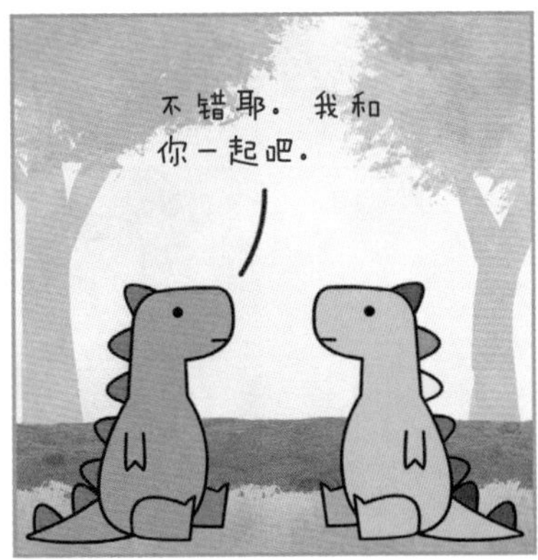
不错耶。我和你一起吧。

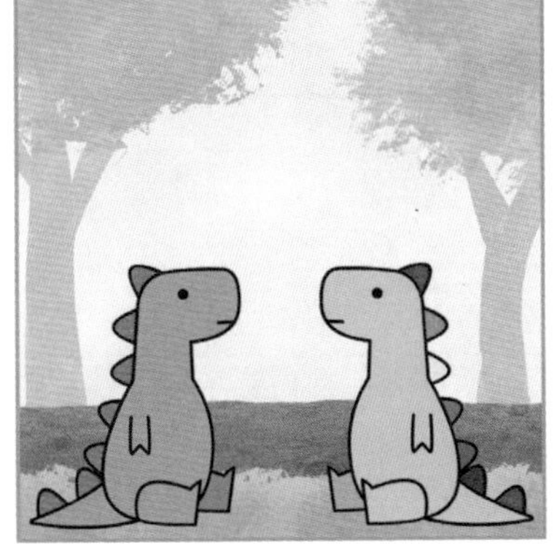

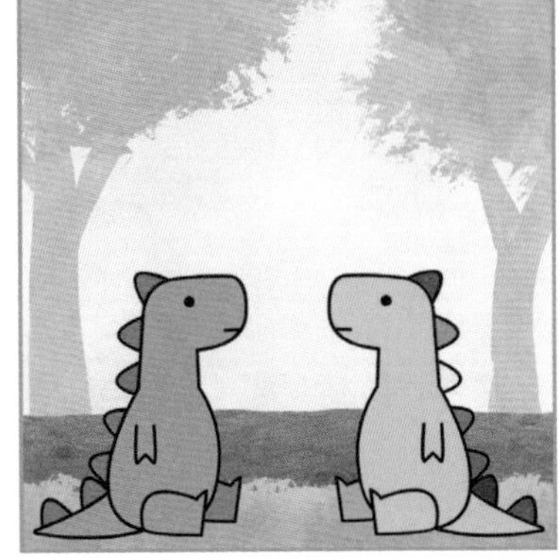

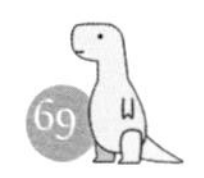

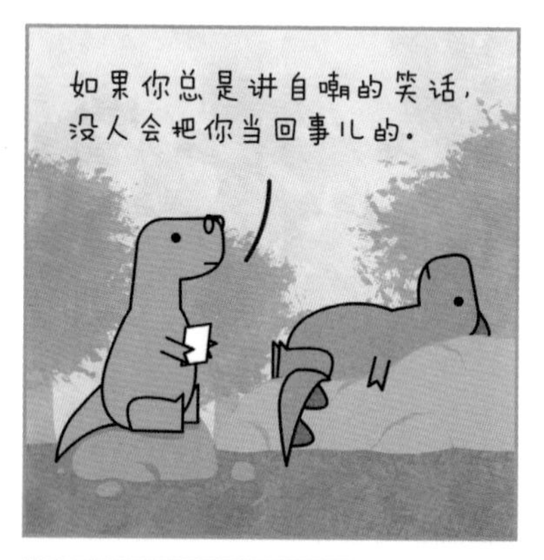
如果你总是讲自嘲的笑话，
没人会把你当回事儿的。

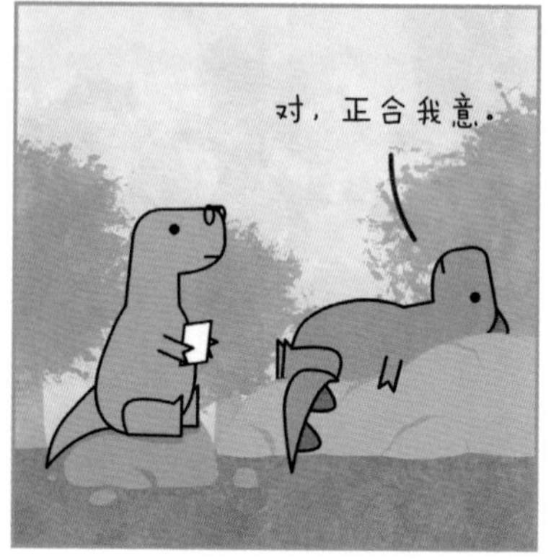
对，正合我意。

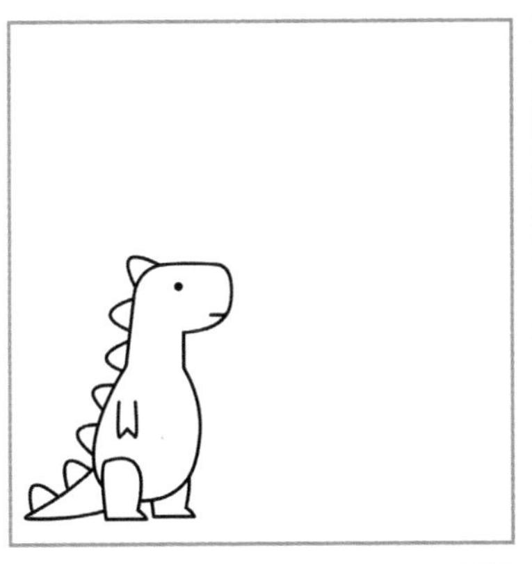
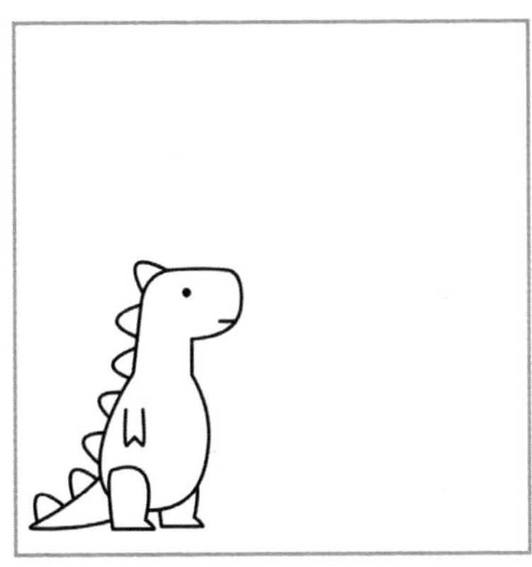
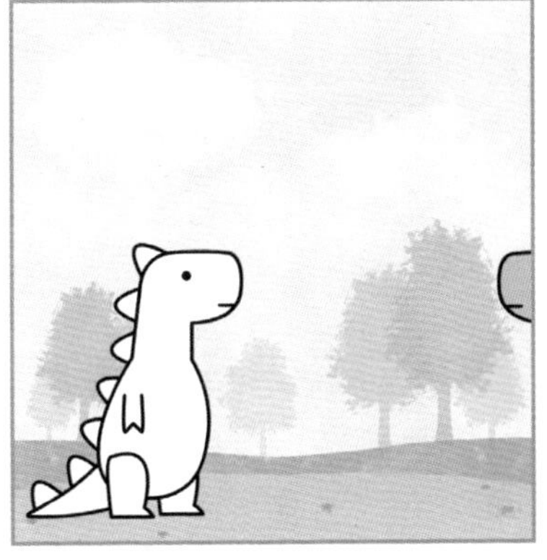
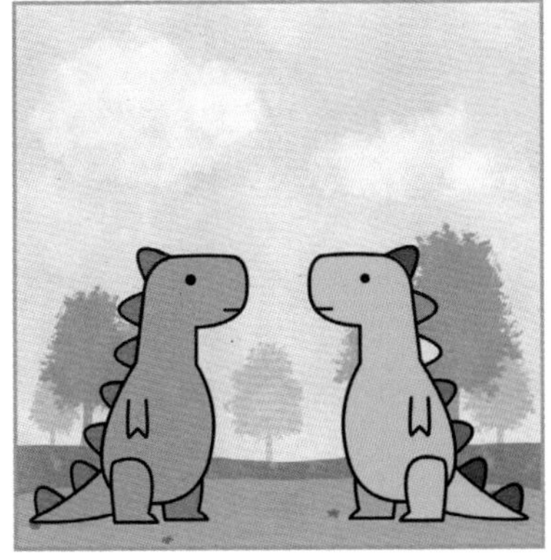
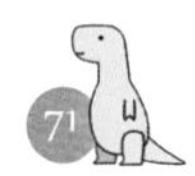

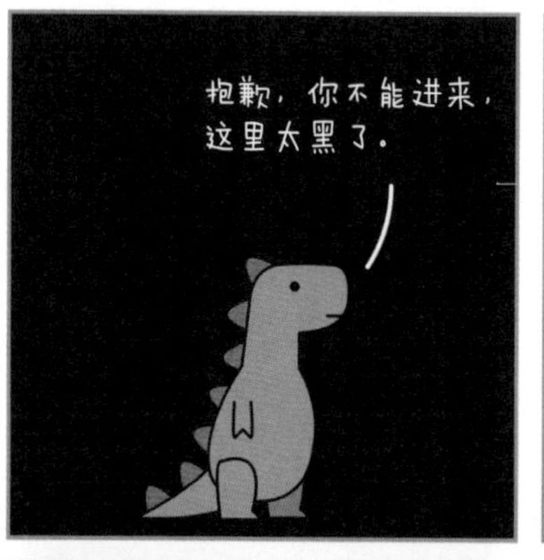
抱歉，你不能进来，
这里太黑了。

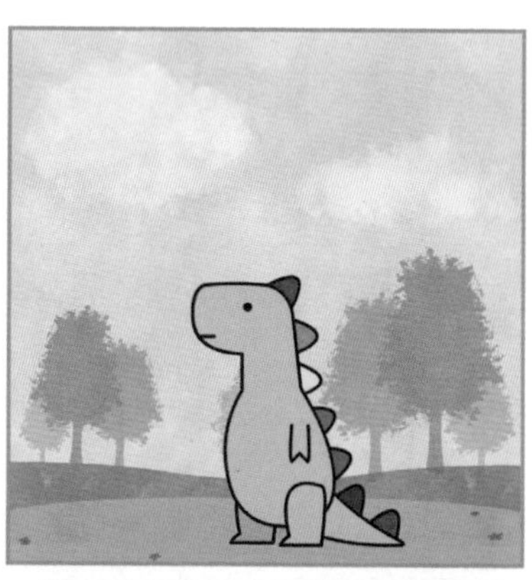

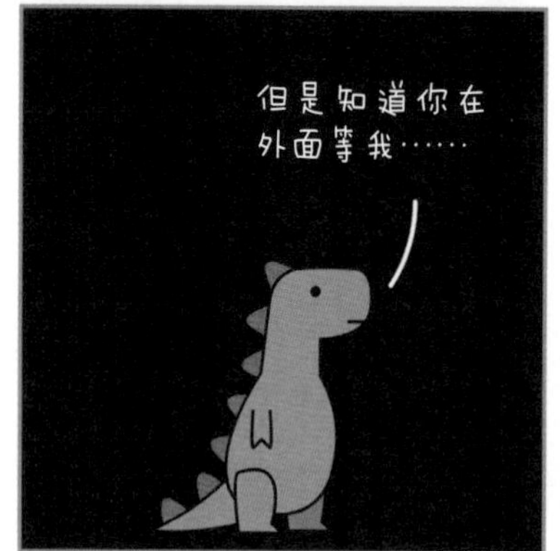
但是知道你在
外面等我……

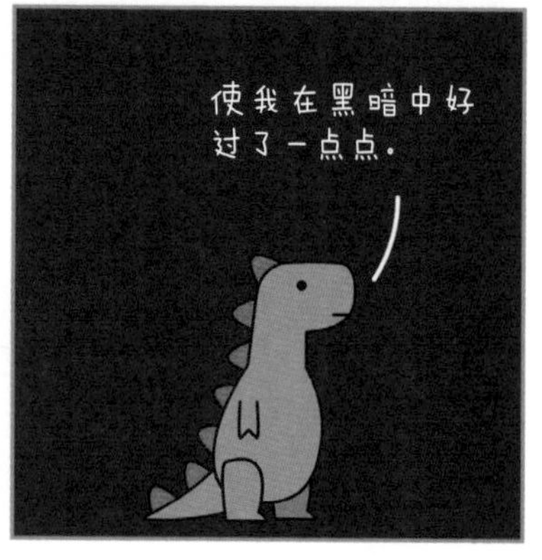
使我在黑暗中好
过了一点点。

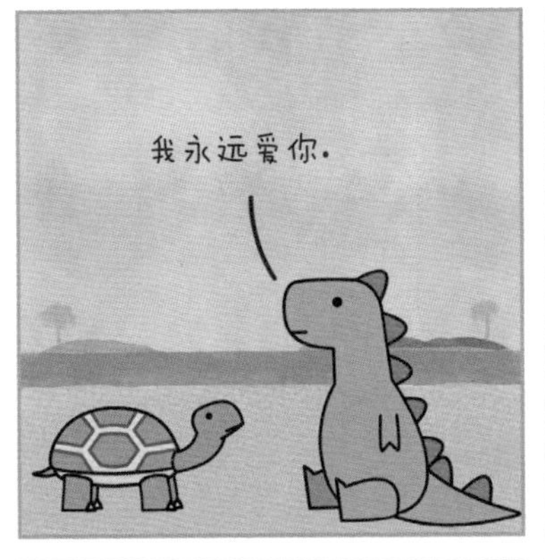
我永远爱你。

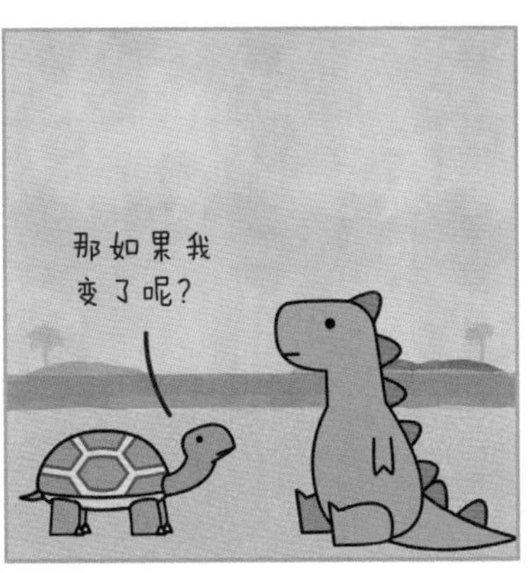
那如果我
变了呢？

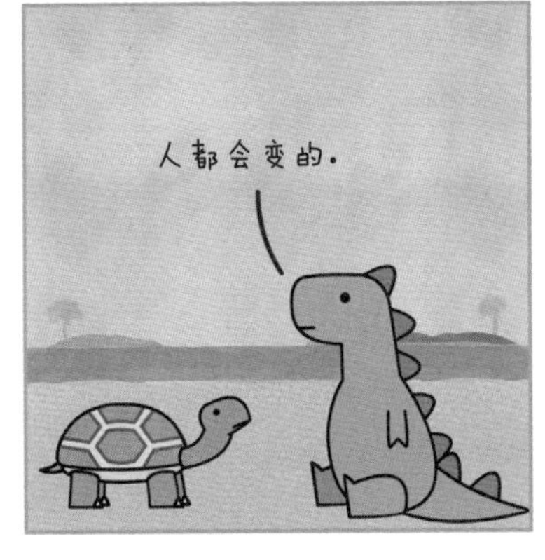
人都会变的。

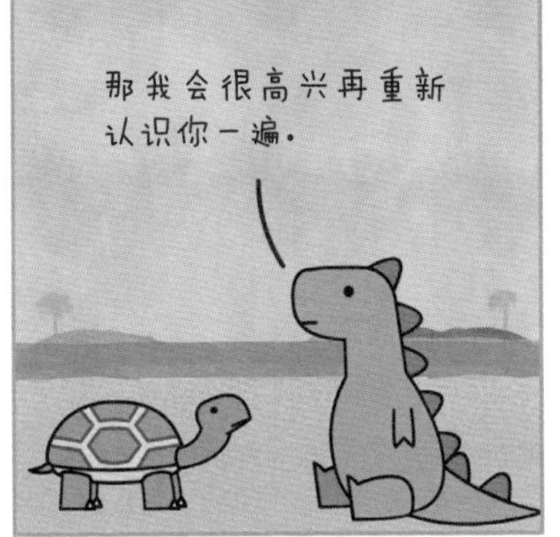
那我会很高兴再重新
认识你一遍。

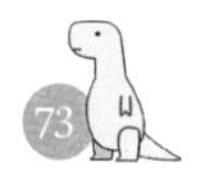

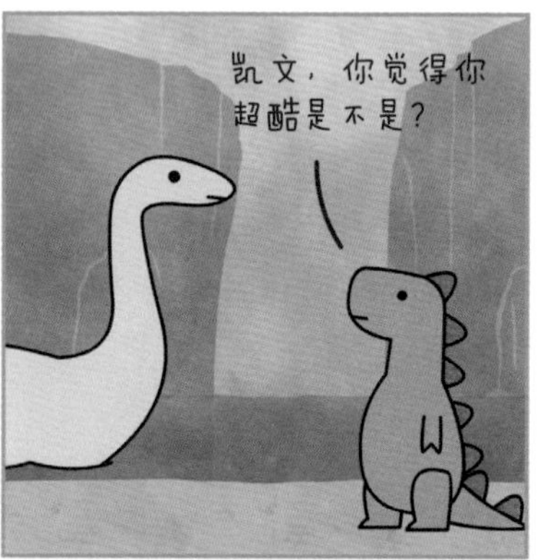
凯文，你觉得你
超酷是不是？

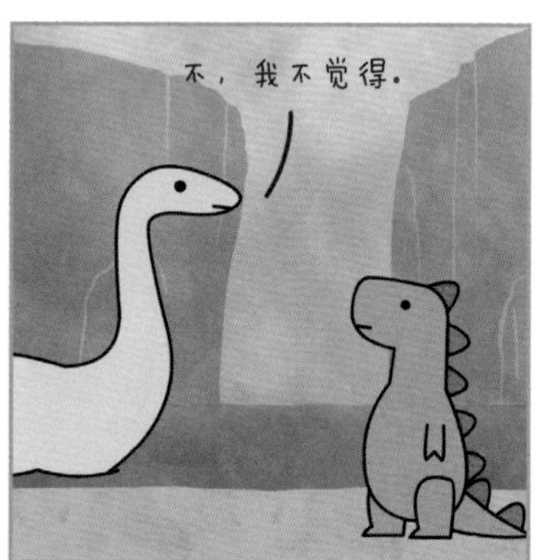
不，我不觉得。

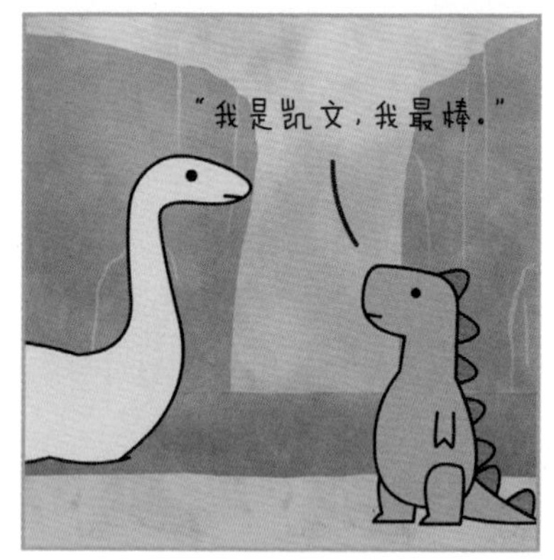
“我是凯文，我最棒。”

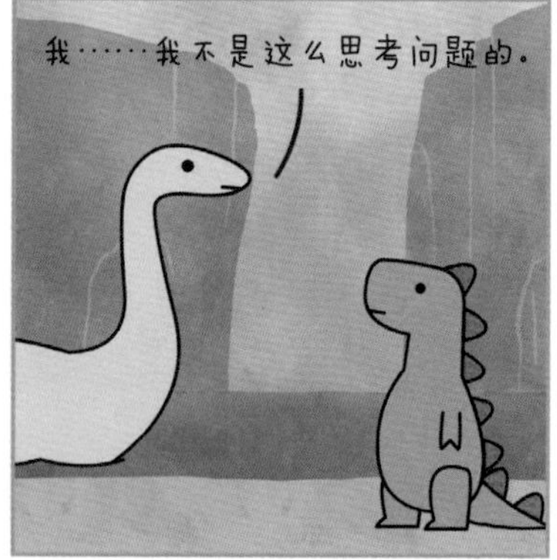
我……我不是这么思考问题的。

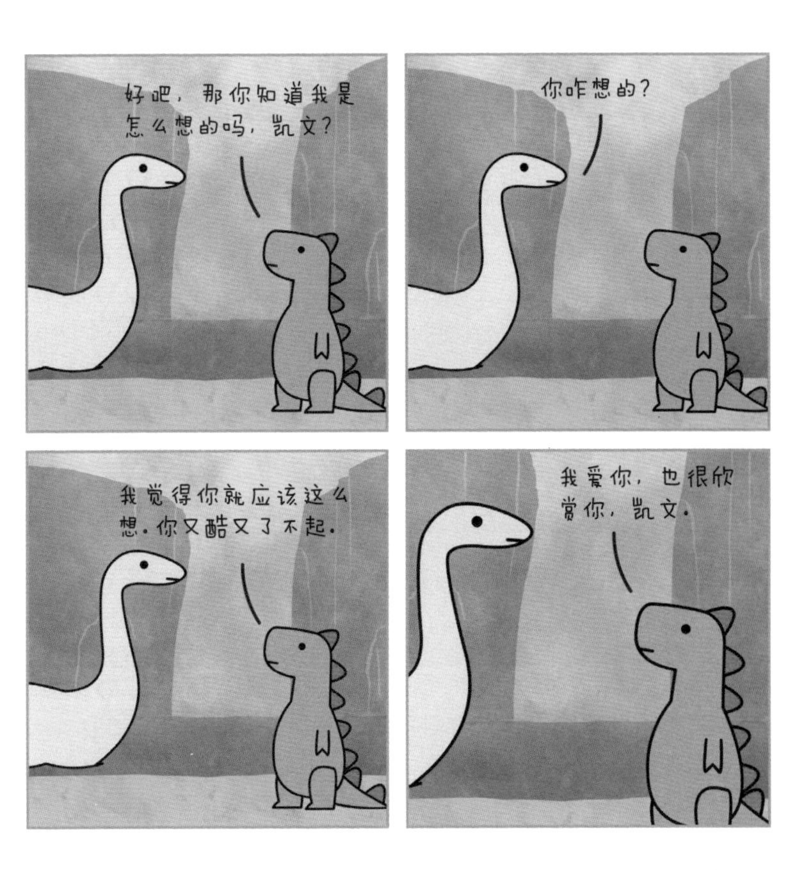
好吧，那你知道我是
怎么想的吗，凯文？
你咋想的？
我觉得你就应该这么
想。你又酷又了不起。
我爱你，也很欣
赏你，凯文。

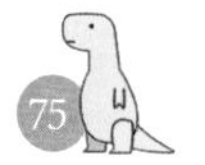

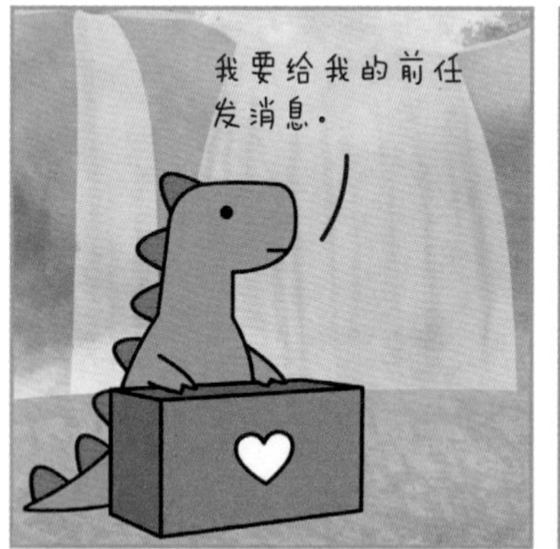
我要给我的前任
发消息。

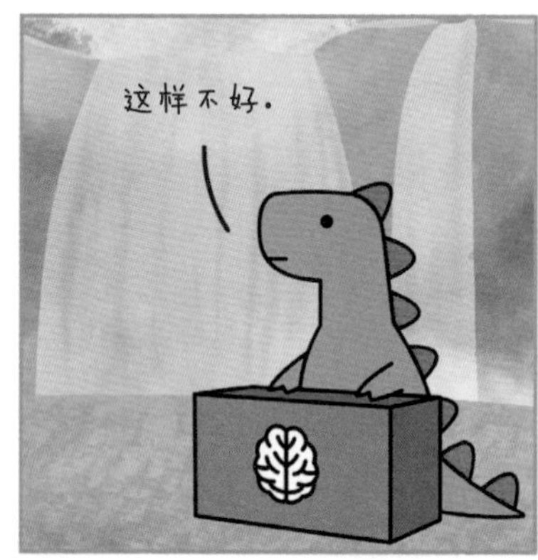
这样不好。

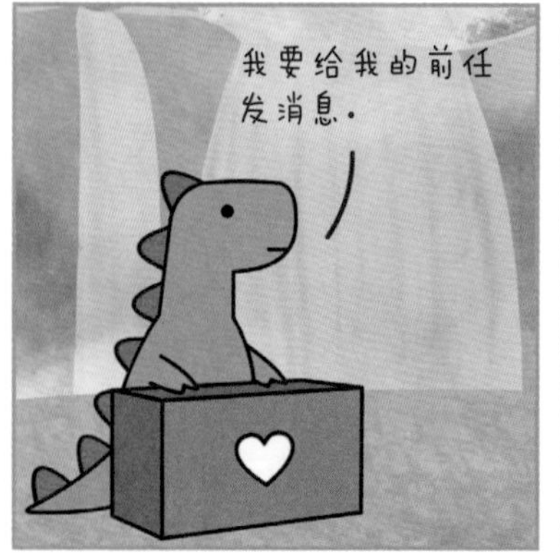
我要给我的前任
发消息。

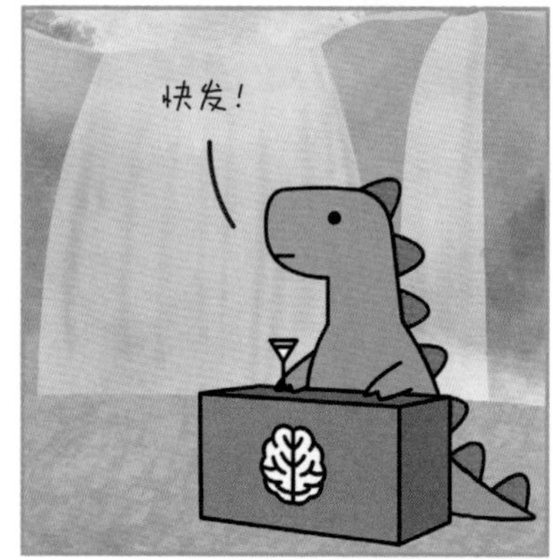
快发！

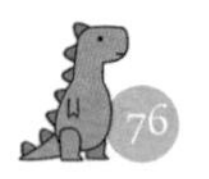

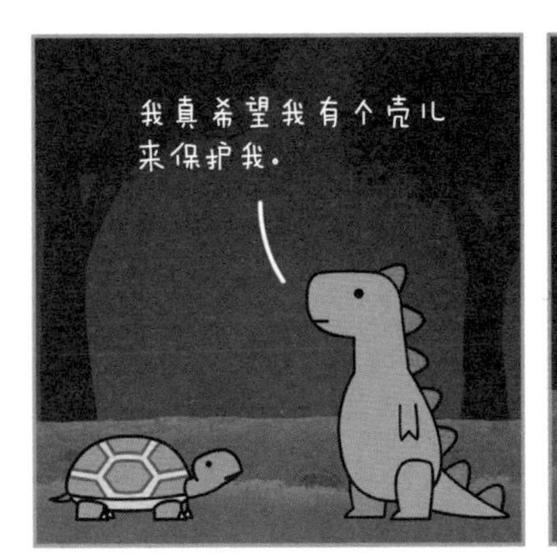
我真希望我有个壳儿
来保护我。

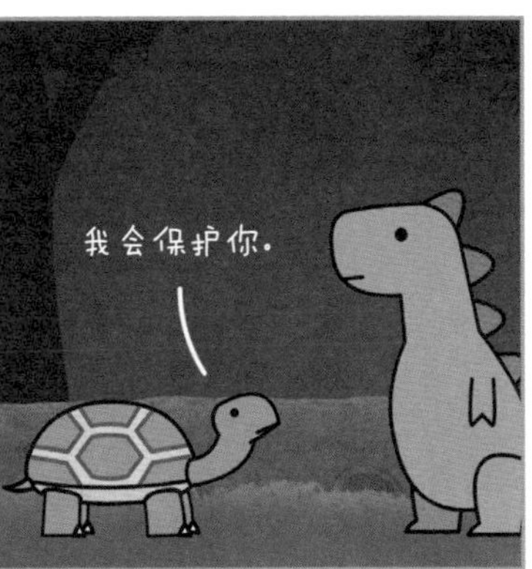
我会保护你。

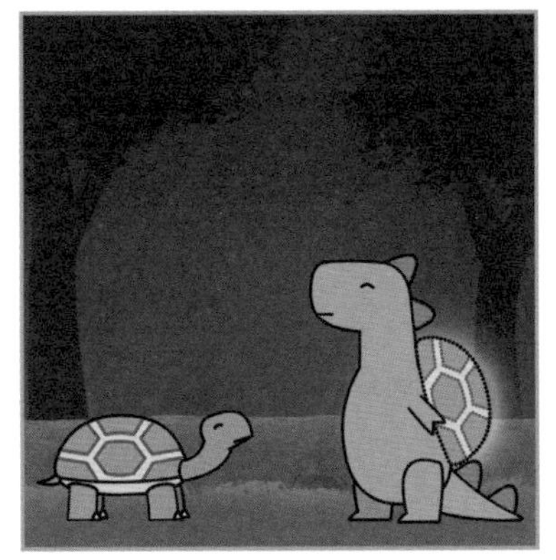

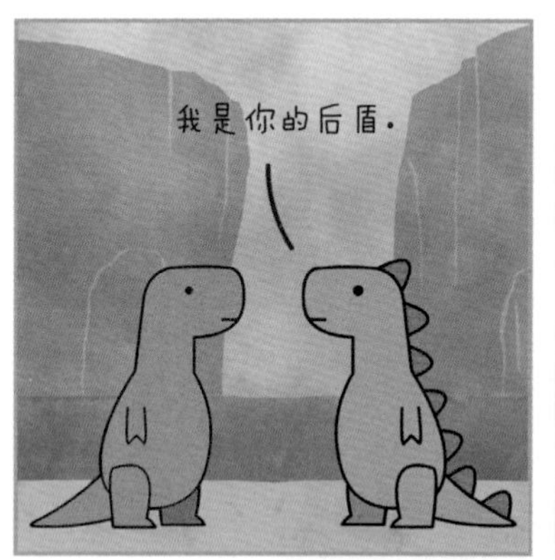
我是你的后盾。

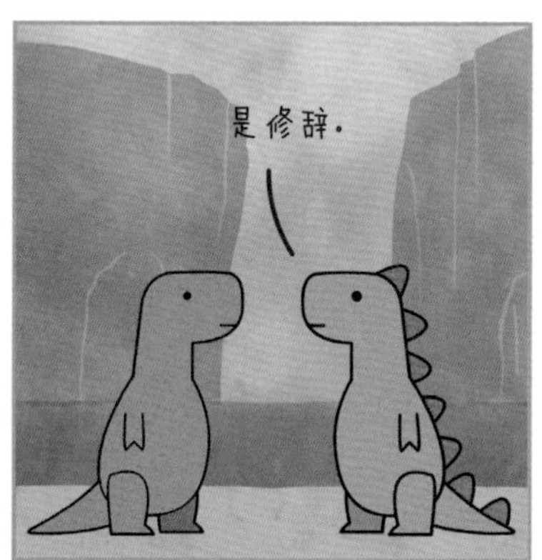
是修辞。

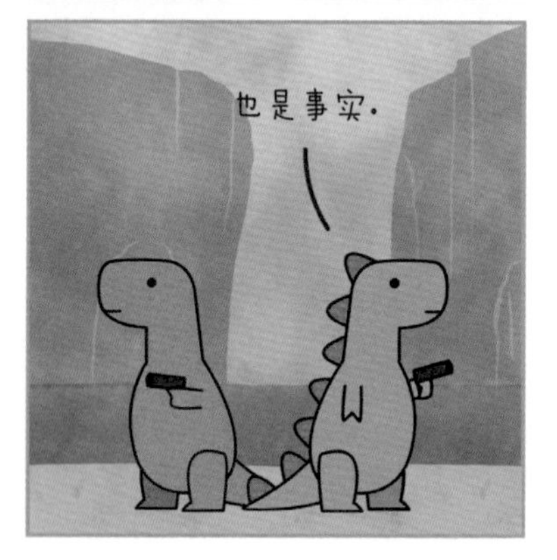
也是事实。

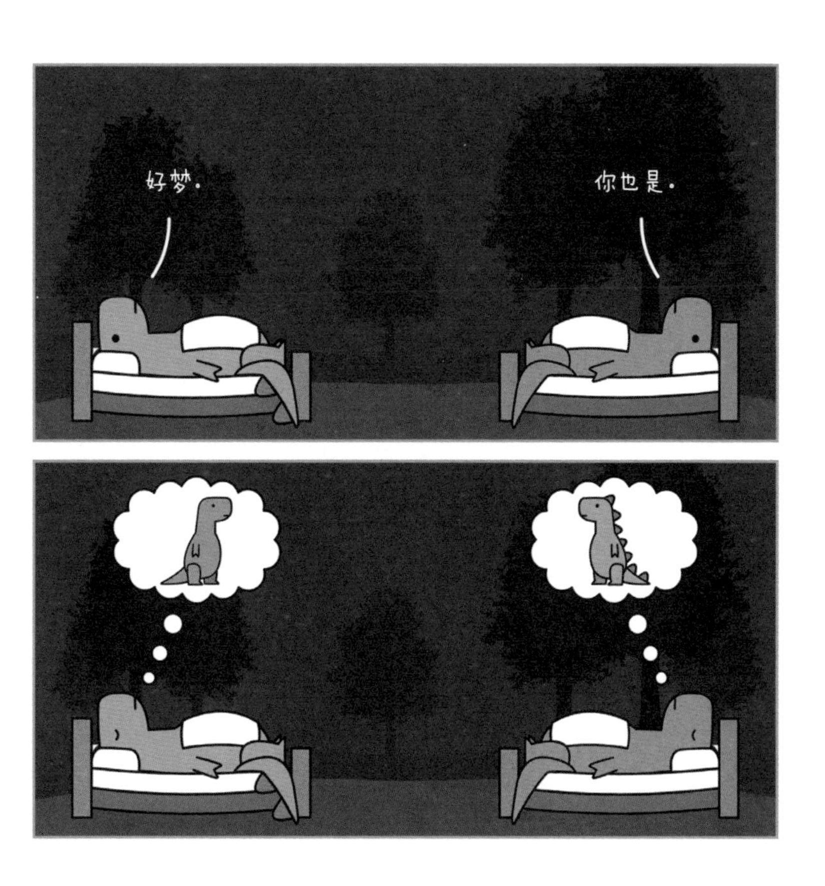
好梦。
你也是。

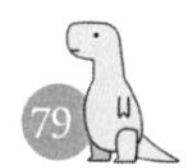

05

压力，想太多，焦虑

思考要刚刚好，
不要多也不要少。

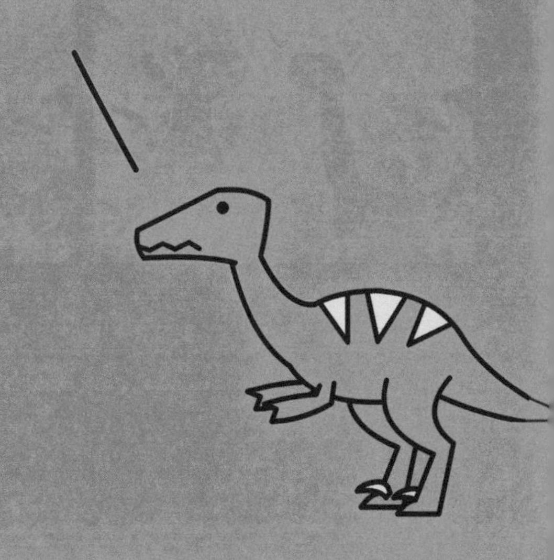

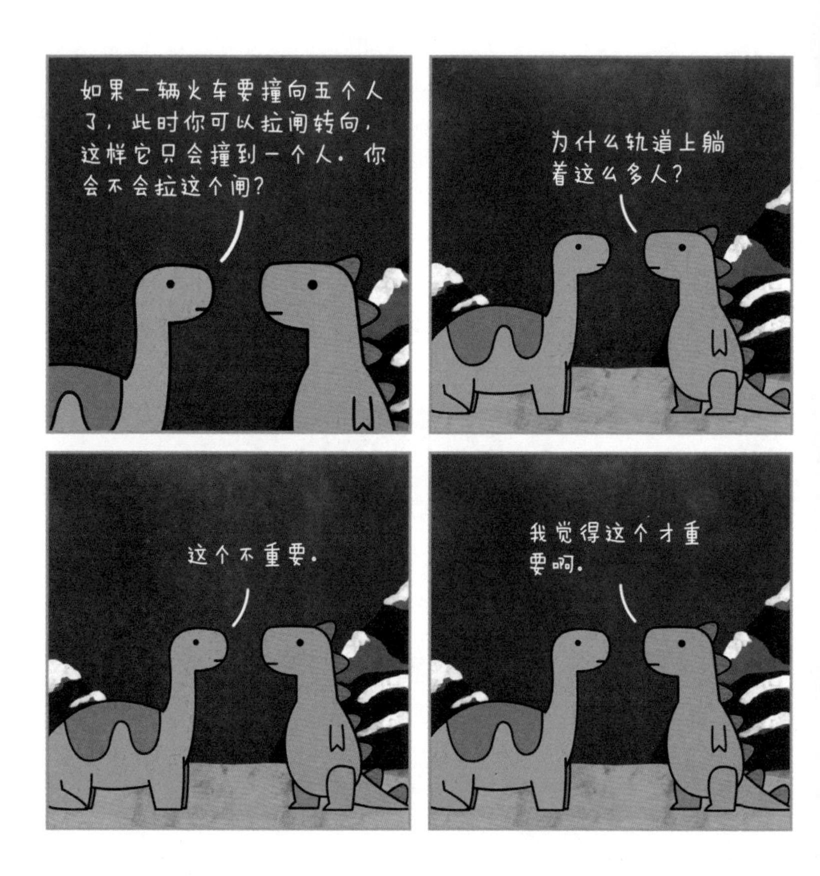
如果一辆火车要撞向五个人了，此时你可以拉闸转向，这样它只会撞到一个人。你会不会拉这个闸？
为什么轨道上躺着这么多人？
这个不重要。
我觉得这个才重要啊。

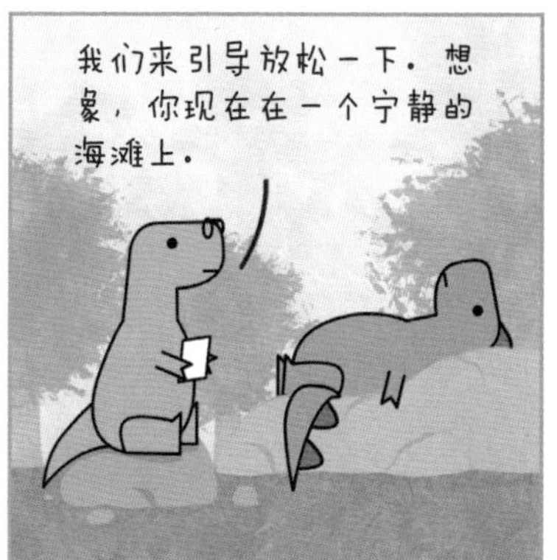
我们来引导放松一下。想象，你现在在一个宁静的海滩上。

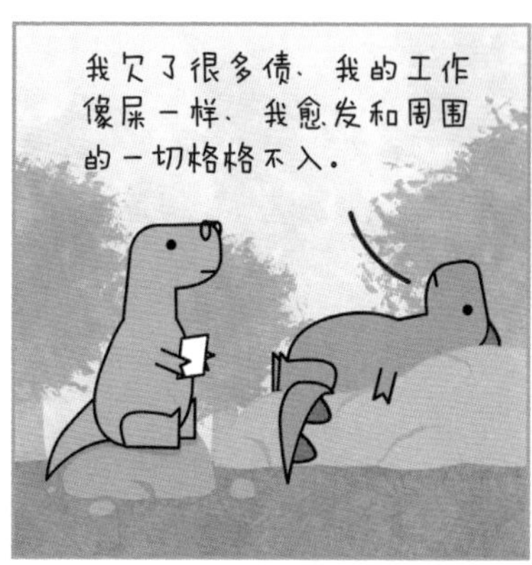
我欠了很多债、我的工作像屎一样、我愈发和周围的一切格格不入。

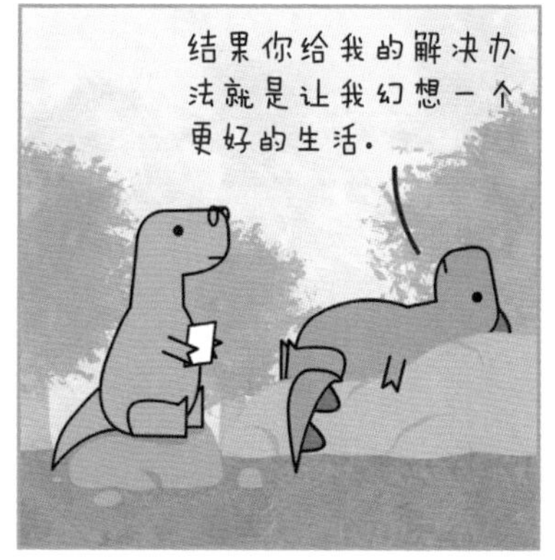
结果你给我的解决办法就是让我幻想一个更好的生活。

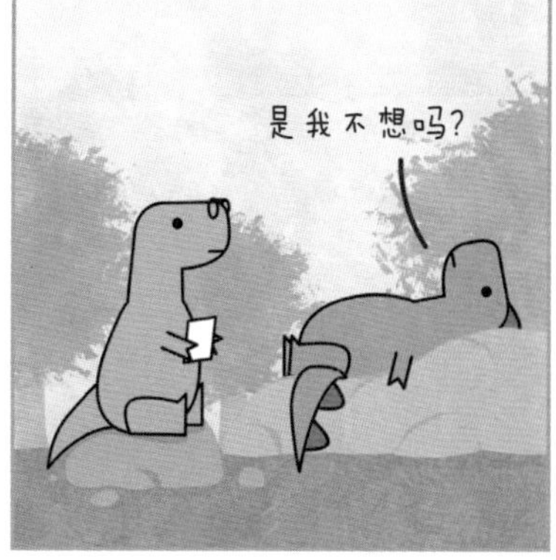
是我不想吗?

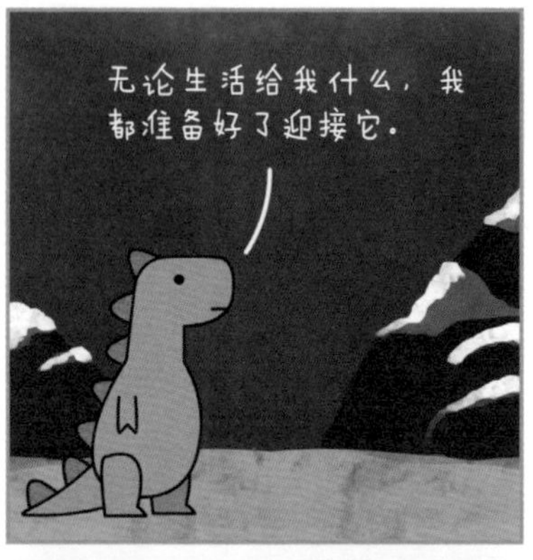
无论生活给我什么，我都准备好了迎接它。

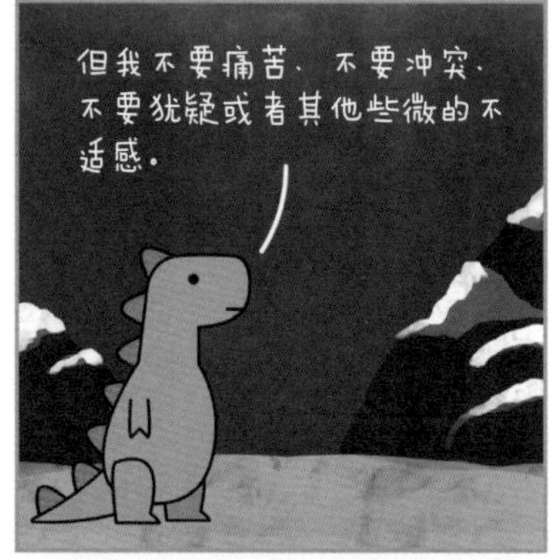
但我不要痛苦、不要冲突、不要犹疑或者其他些微的不适感。

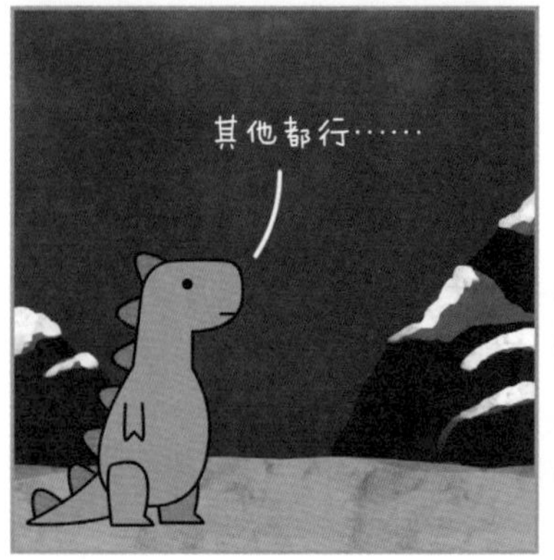
其他都行……

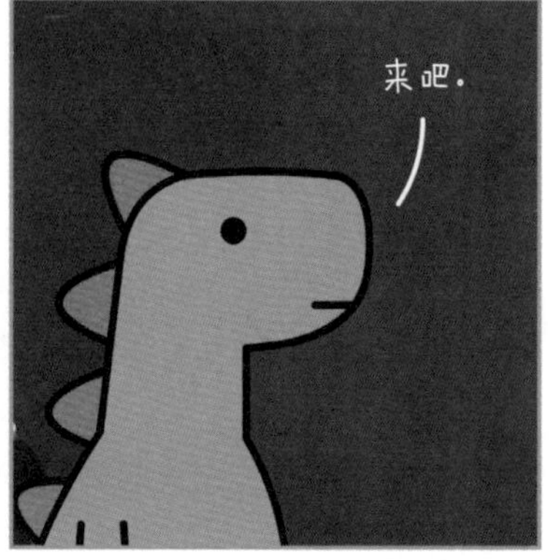
来吧。

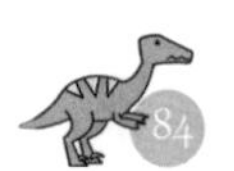

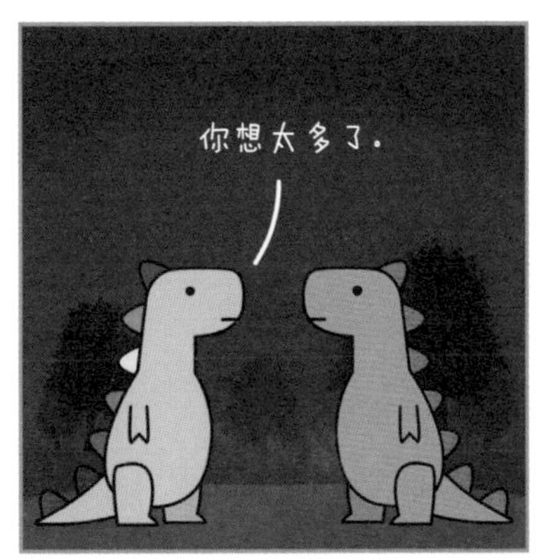
你想太多了.

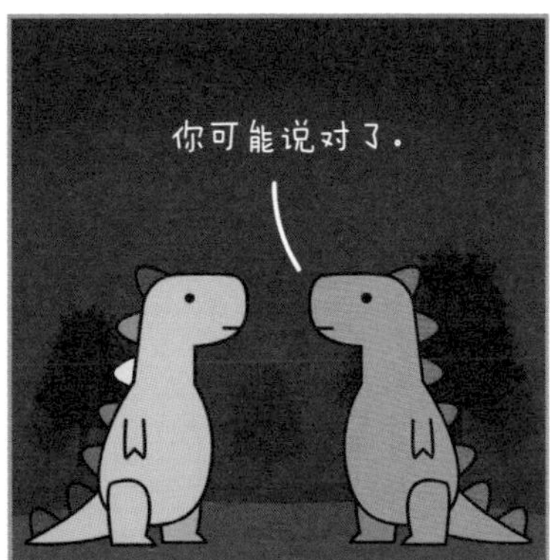
你可能说对了.

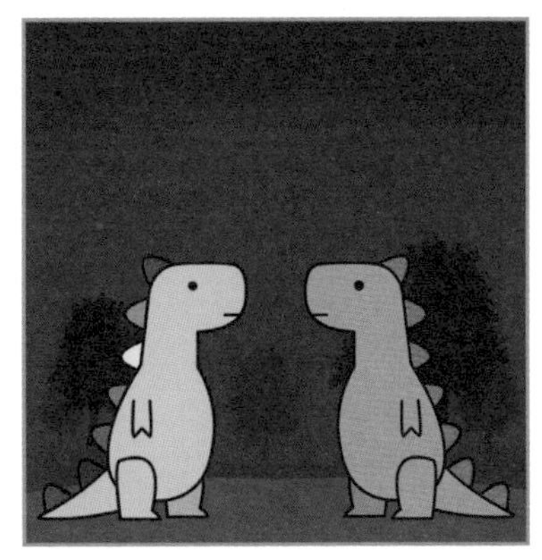

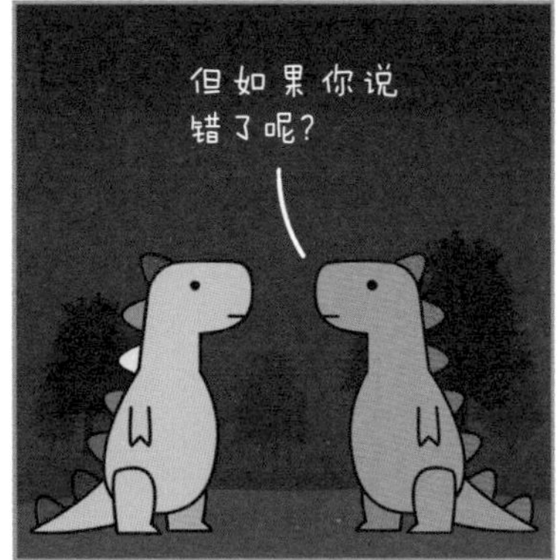
但如果你说
错了呢?

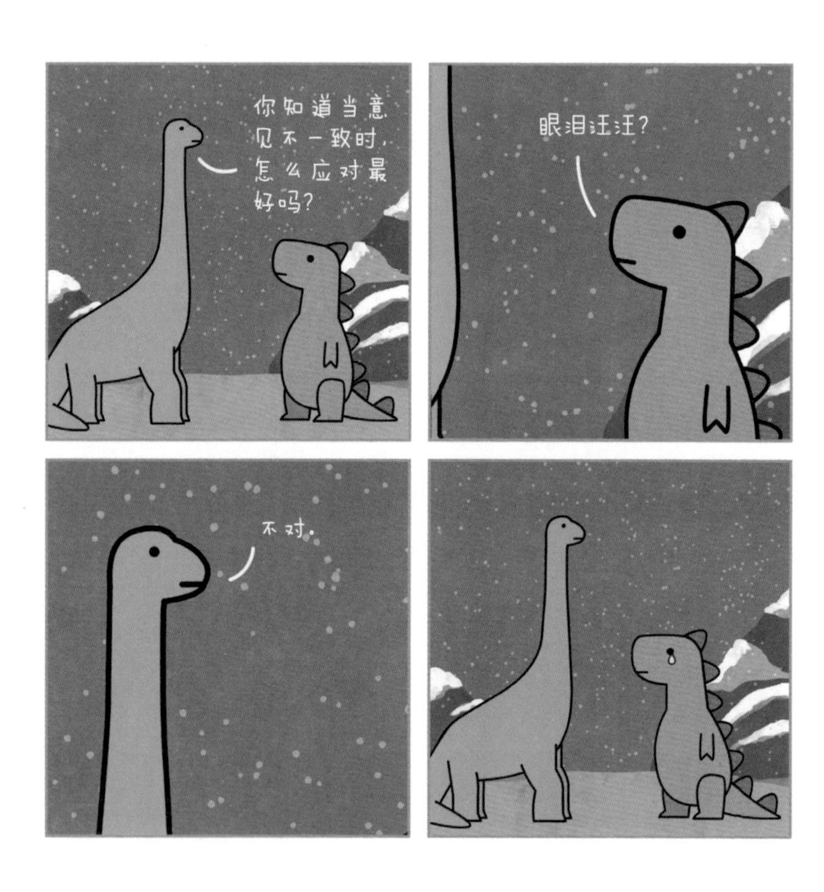
你知道当意见不一致时，怎么应对最好吗？
眼泪汪汪？
不对。

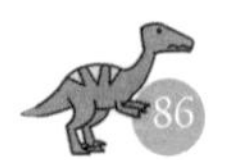

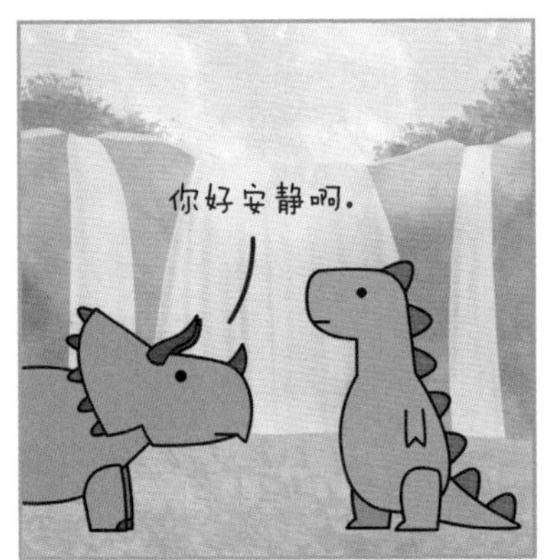
你好安静啊.

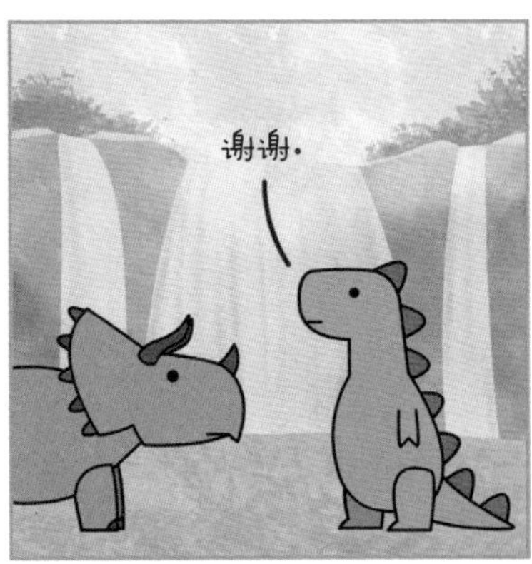
谢谢.

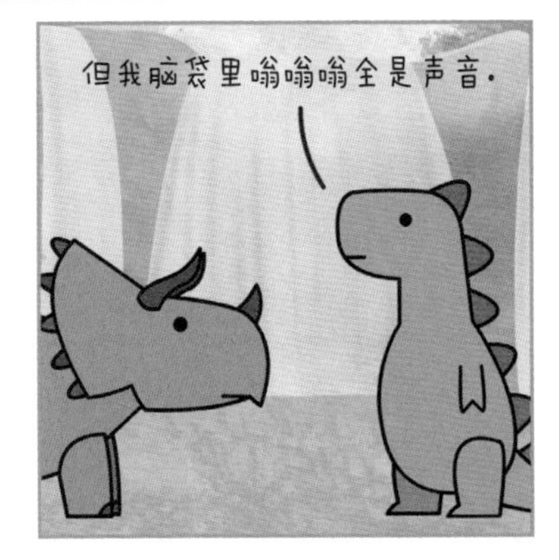
但我脑袋里嗡嗡嗡全是声音.

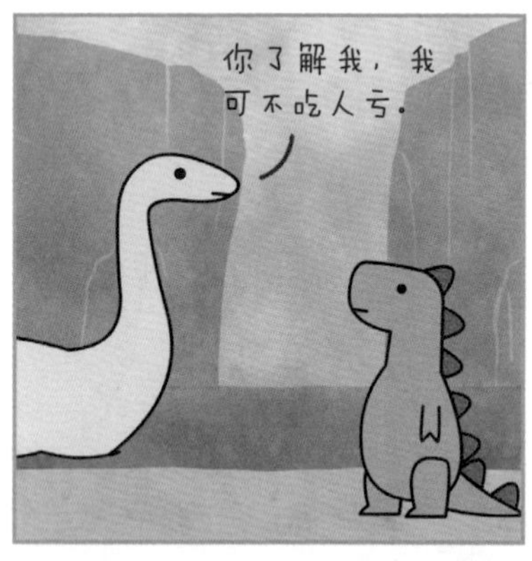
你了解我，我
可不吃人亏。

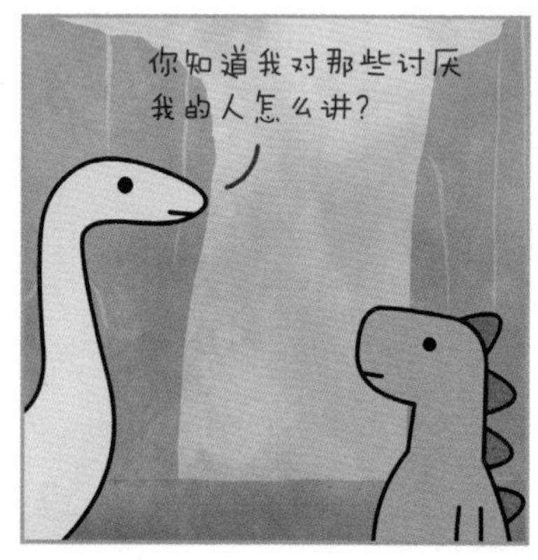
你知道我对那些讨厌
我的人怎么讲？

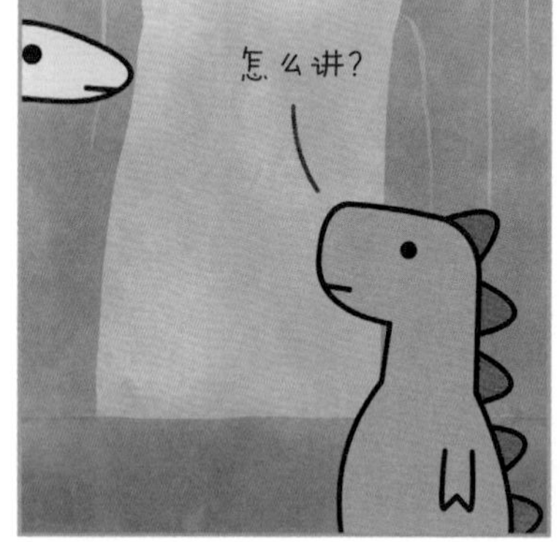
怎么讲？

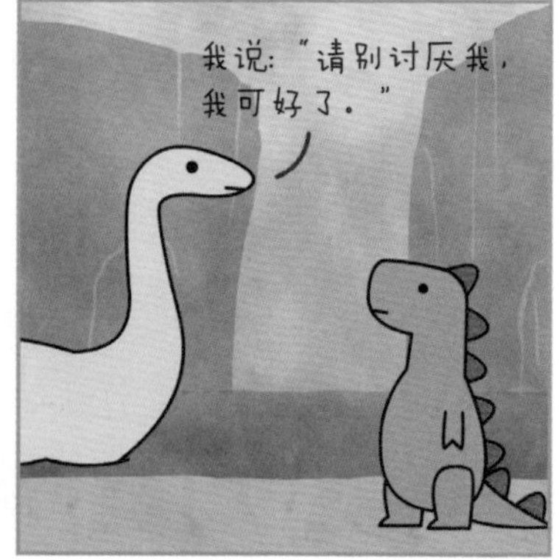
我说："请别讨厌我，
我可好了。"

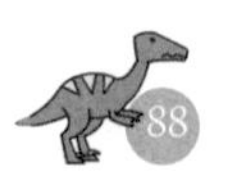

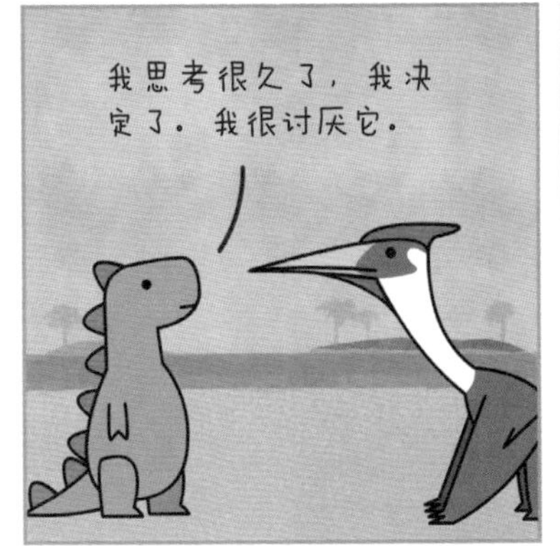
我思考很久了，我决
定了。我很讨厌它。

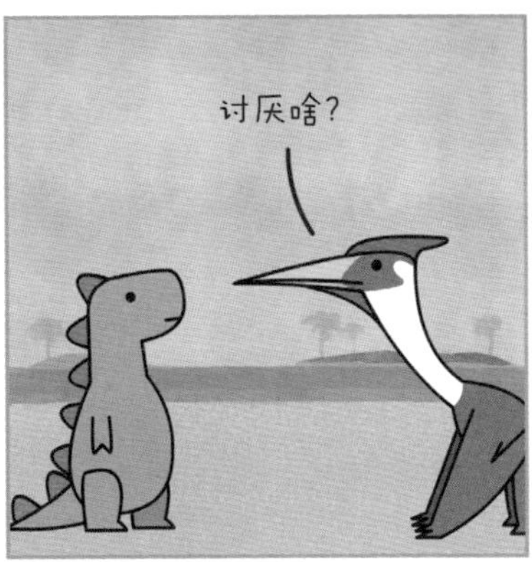
讨厌啥？

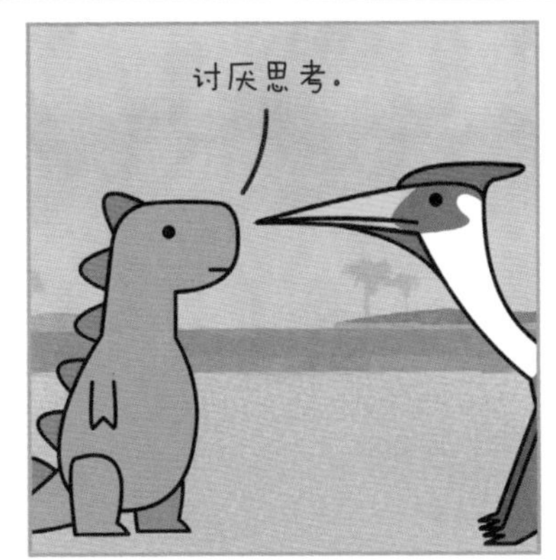
讨厌思考。

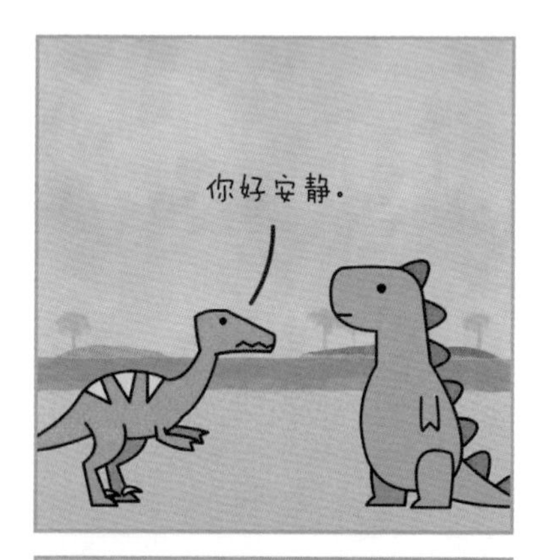
你好安静。

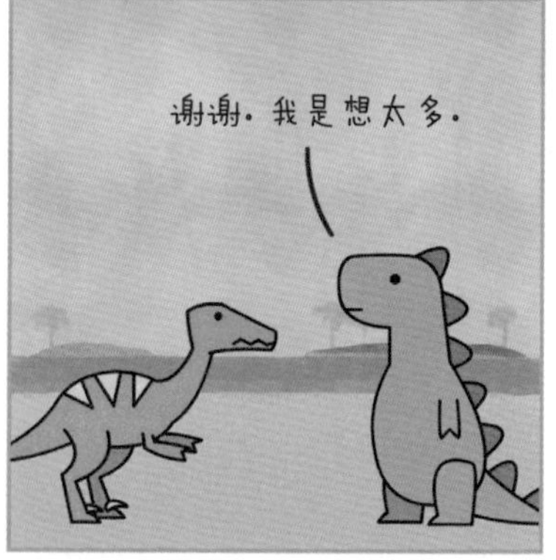
谢谢。我是想太多。

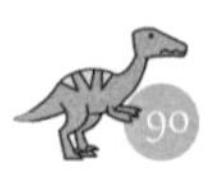

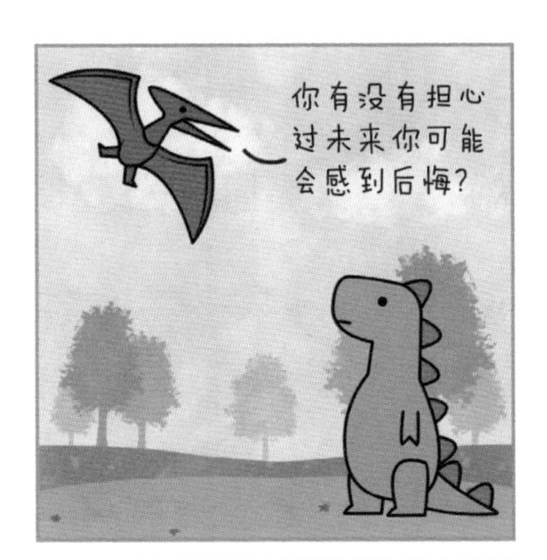
你有没有担心
过未来你可能
会感到后悔？

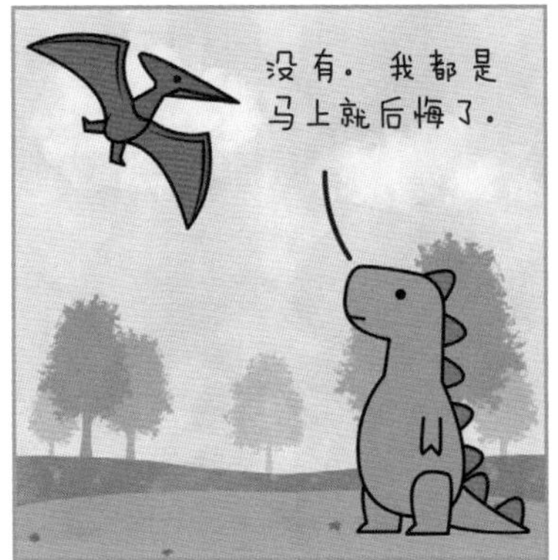
没有。我都是
马上就后悔了。

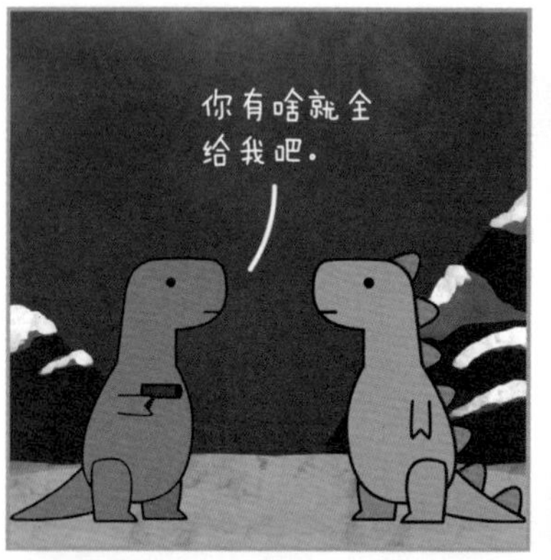
你有啥就全
给我吧。

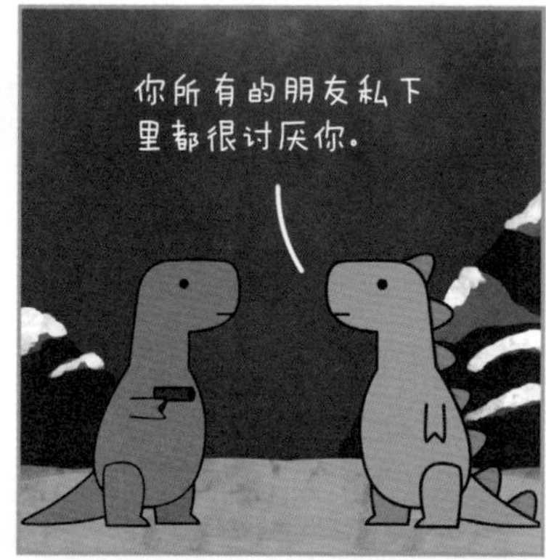
你所有的朋友私下
里都很讨厌你。

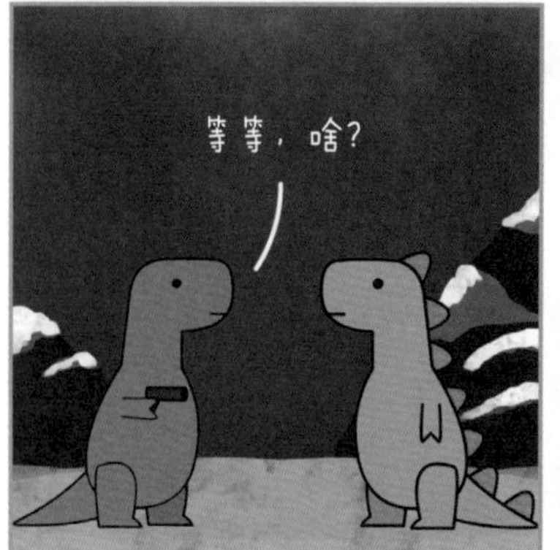
等等，啥？

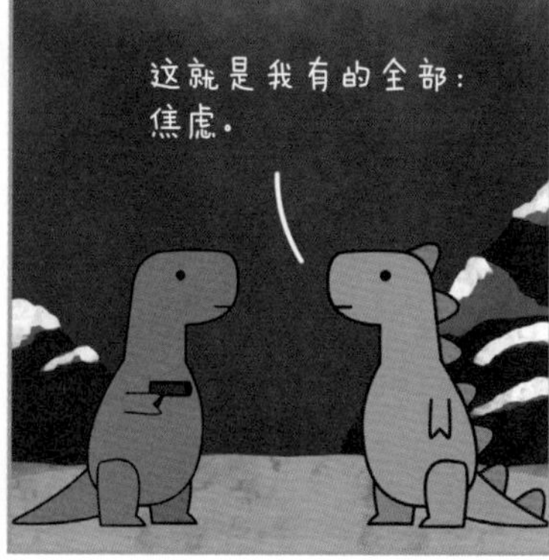
这就是我有的全部：
焦虑。

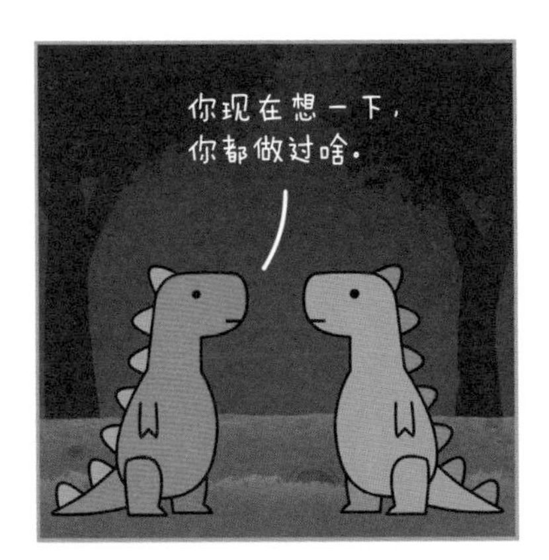
你现在想一下，
你都做过啥。

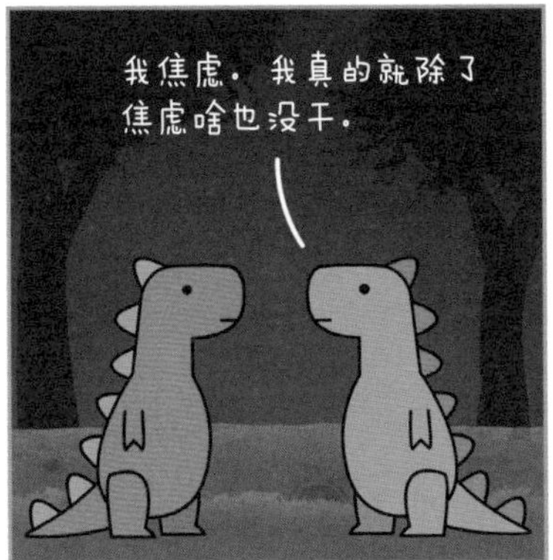
我焦虑。我真的就除了
焦虑啥也没干。

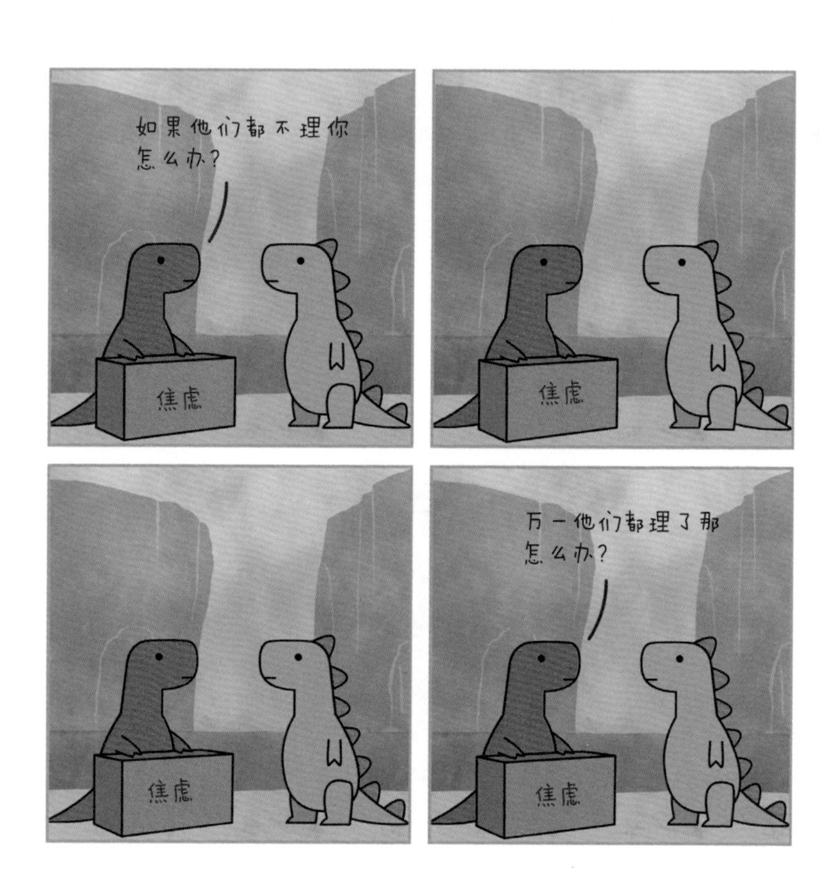
如果他们都不理你
怎么办？
焦虑
焦虑
焦虑
万一他们都理了那
怎么办？
焦虑

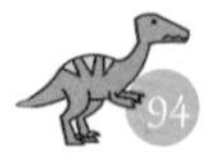

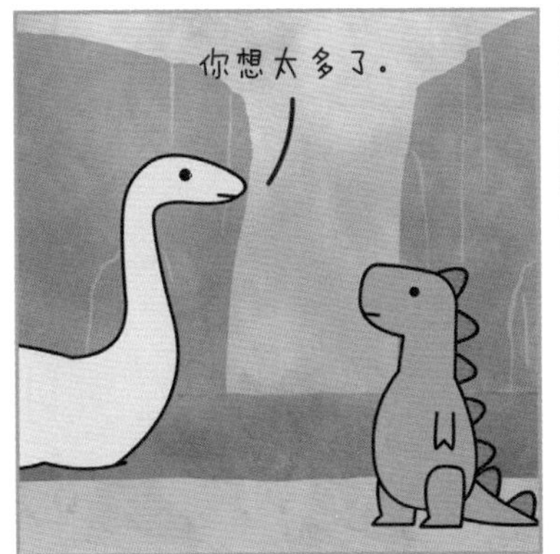
你想太多了。

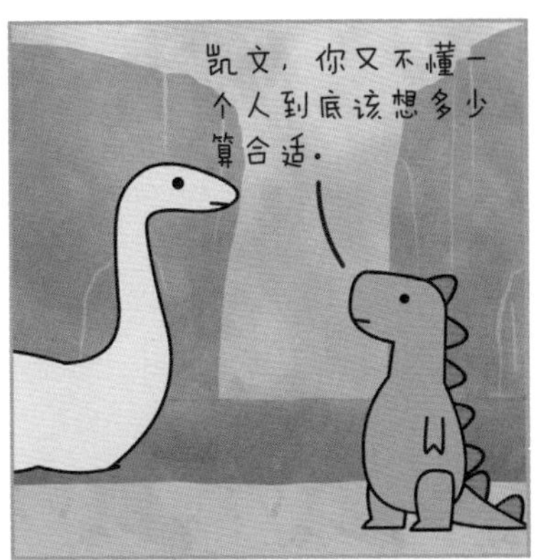
凯文，你又不懂一个人到底该想多少算合适。

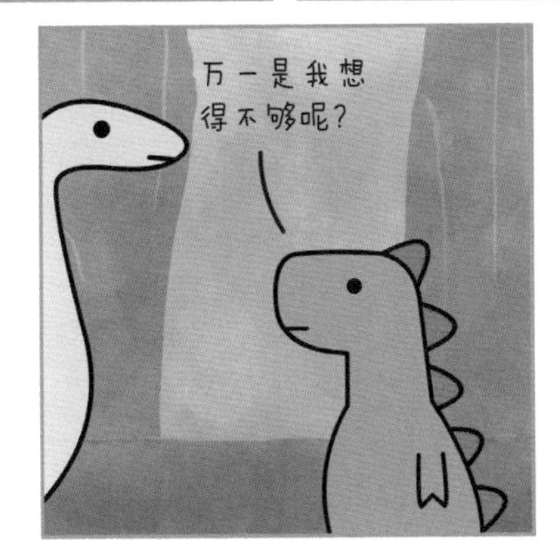
万一是我想得不够呢？

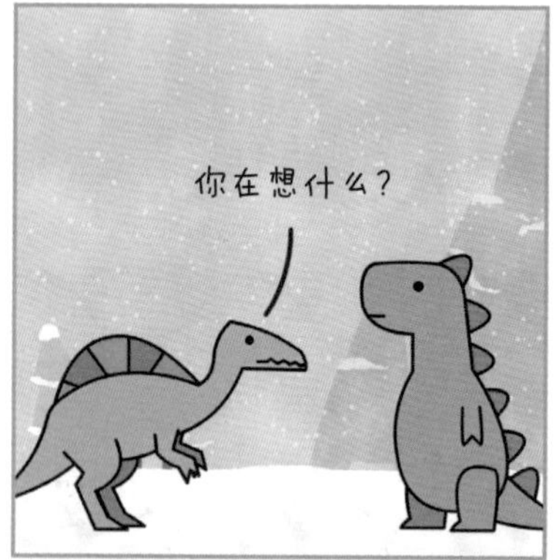
你在想什么？

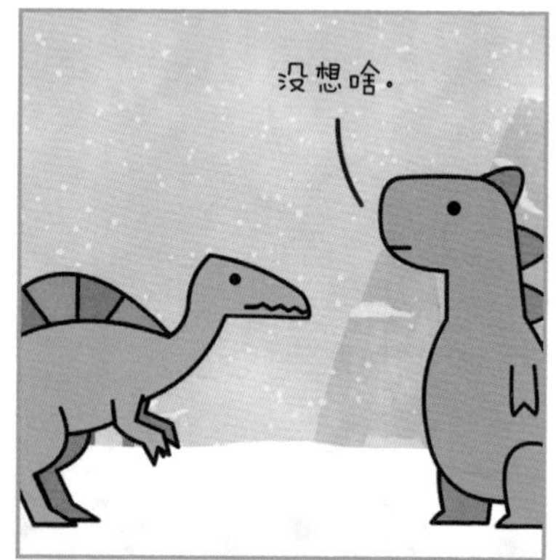
没想啥。

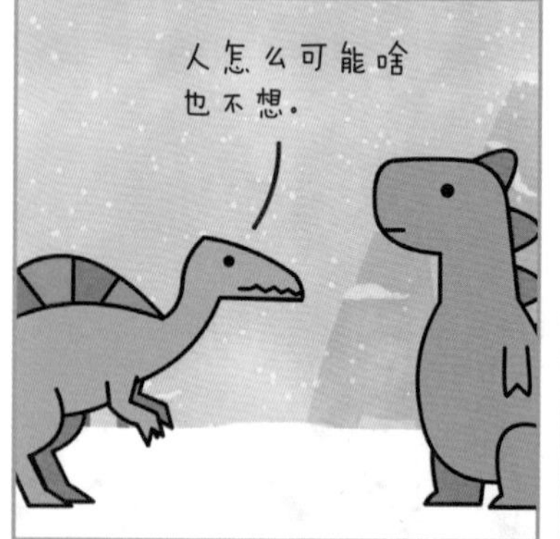
人怎么可能啥
也不想。

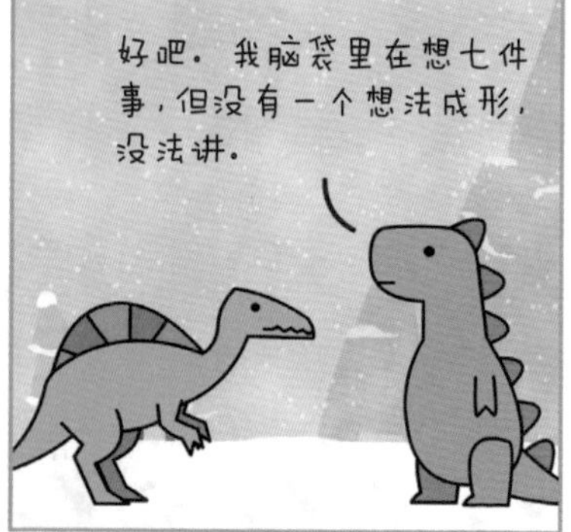
好吧。我脑袋里在想七件
事，但没有一个想法成形，
没法讲。

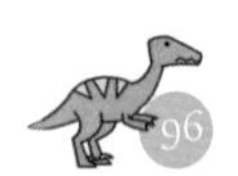

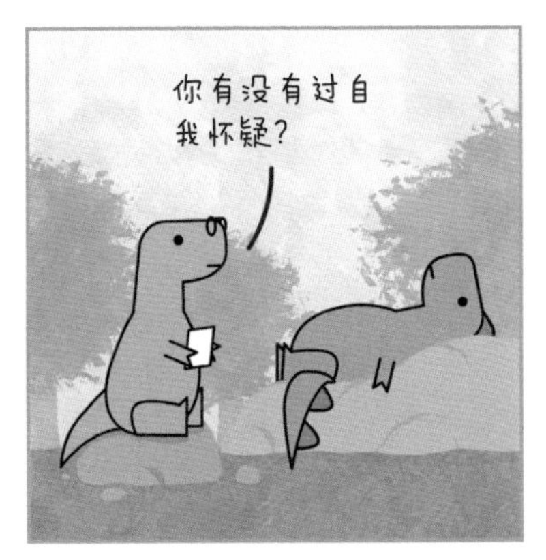
你有没有过自
我怀疑？

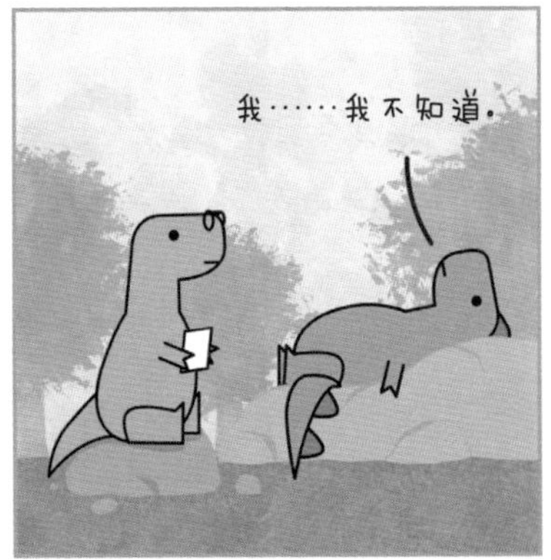
我……我不知道。

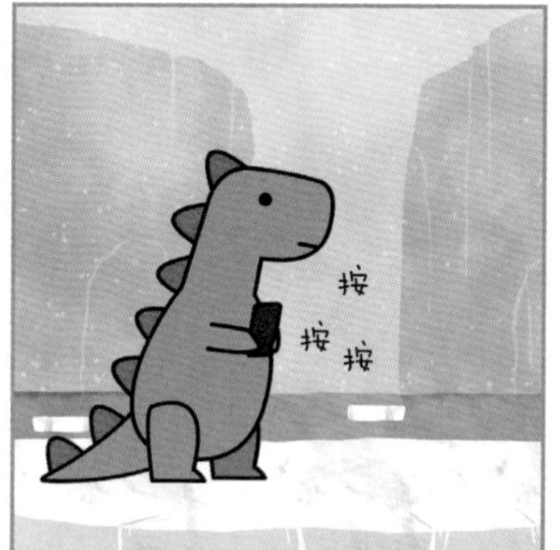
按
按
按

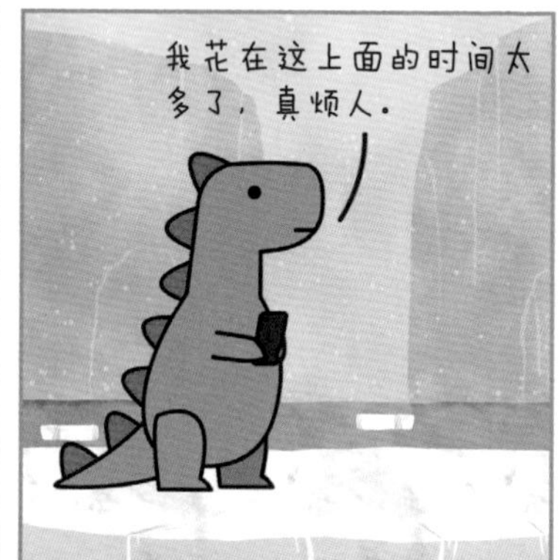
我花在这上面的时间太多了，真烦人。

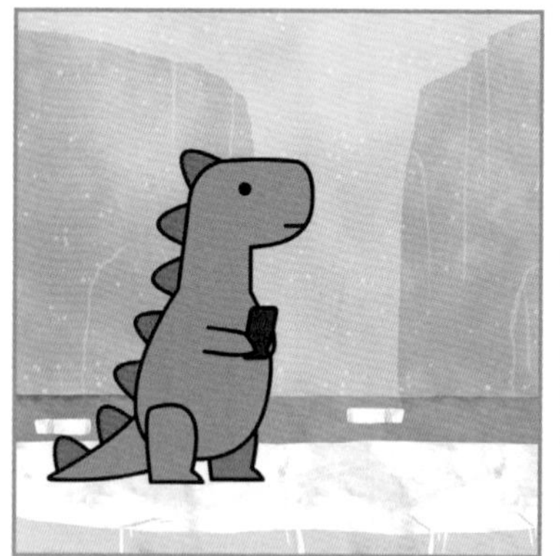

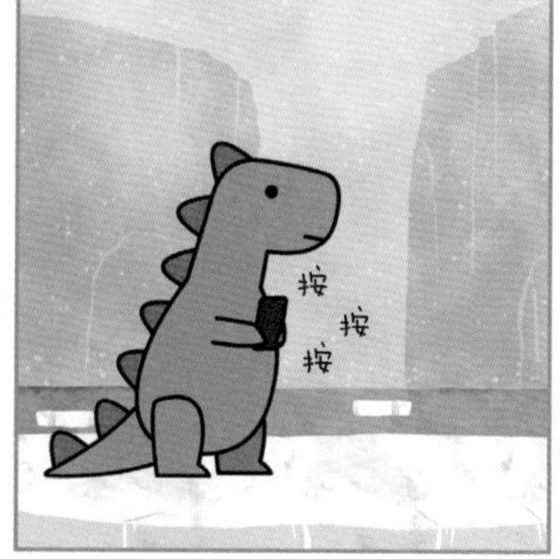
按
按
按

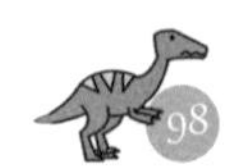

我们试试引导放松。想象你自己在一片安静的海滩上。

有鲨鱼吗？

什么？没有，任何让你紧张的野生动物都没有。

天哪。这是不是因为气候变化所致啊？是我们害了它们。太糟糕了。

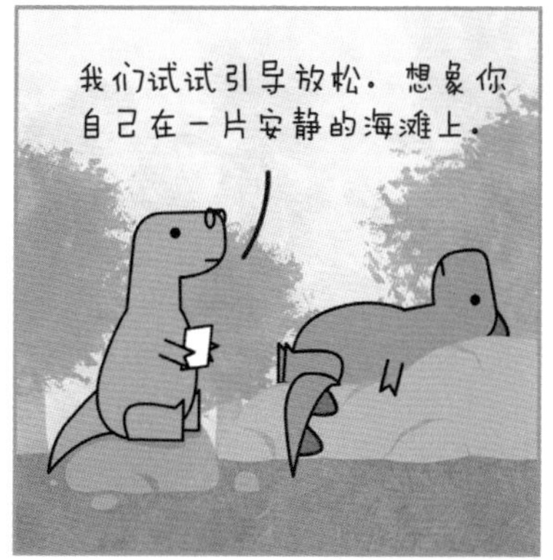

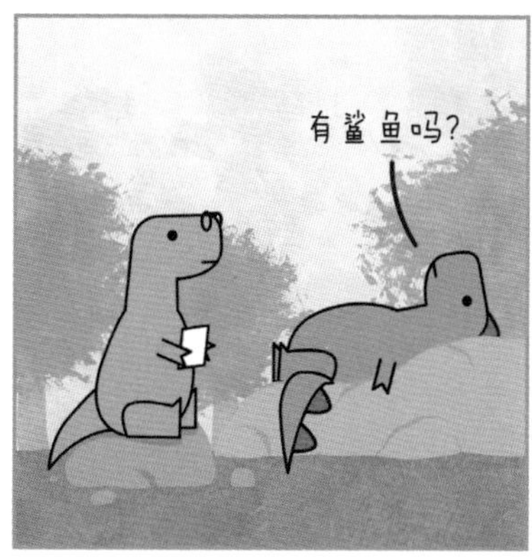

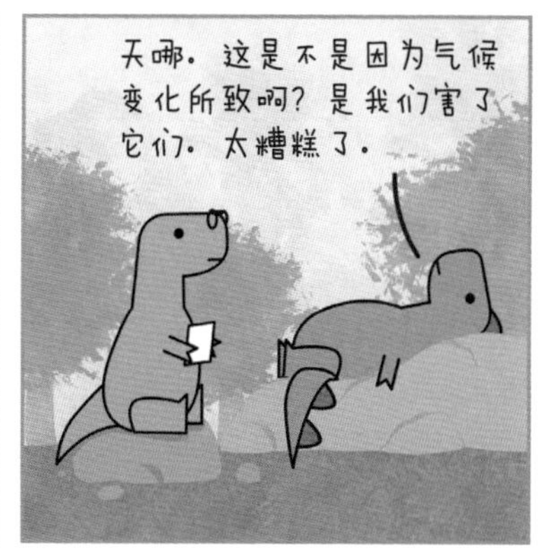

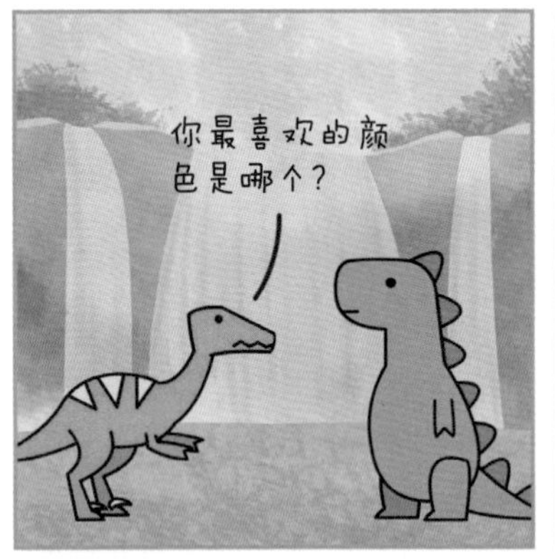
你最喜欢的颜色是哪个？

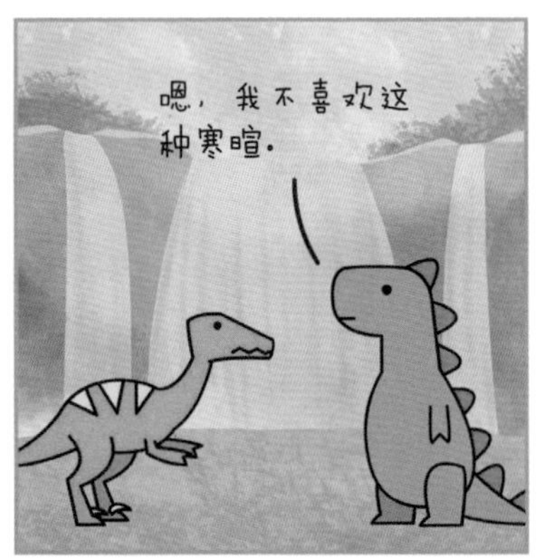
嗯，我不喜欢这种寒暄。

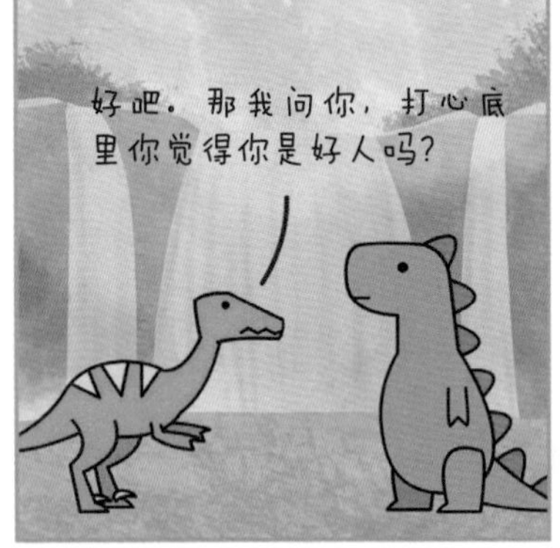
好吧。那我问你，打心底里你觉得你是好人吗？

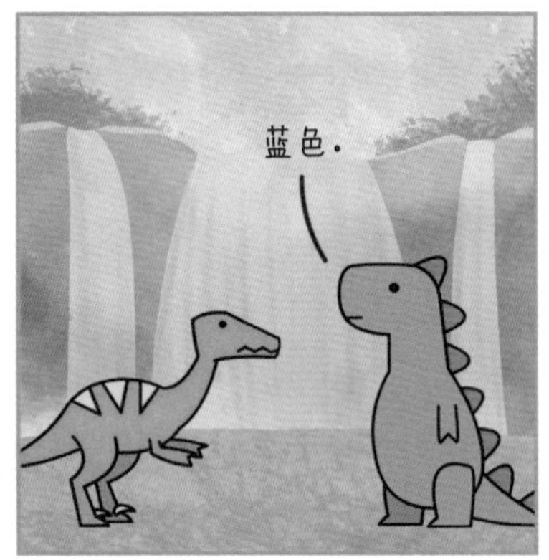
蓝色。

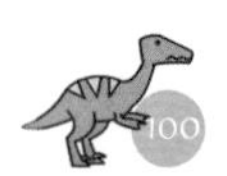

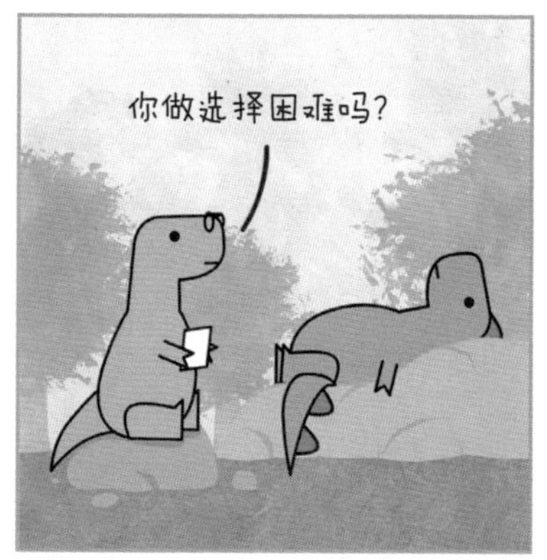
你做选择困难吗？

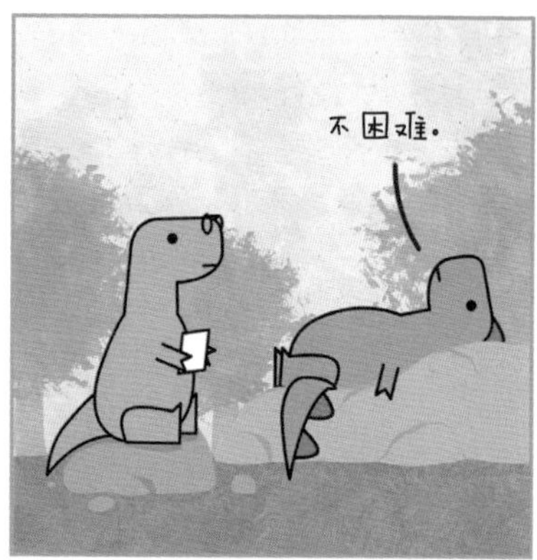
不困难。

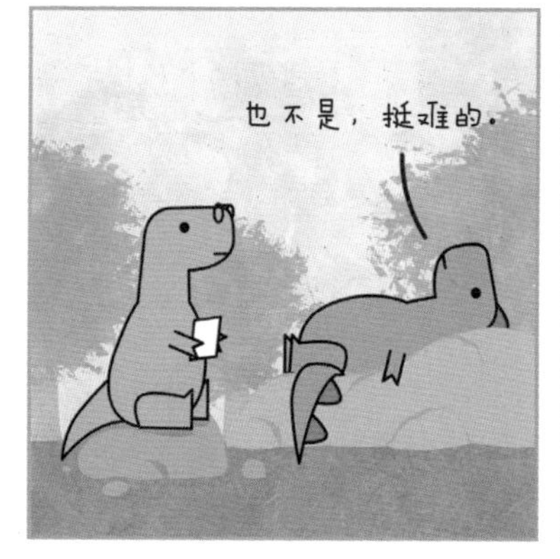
也不是，挺难的。

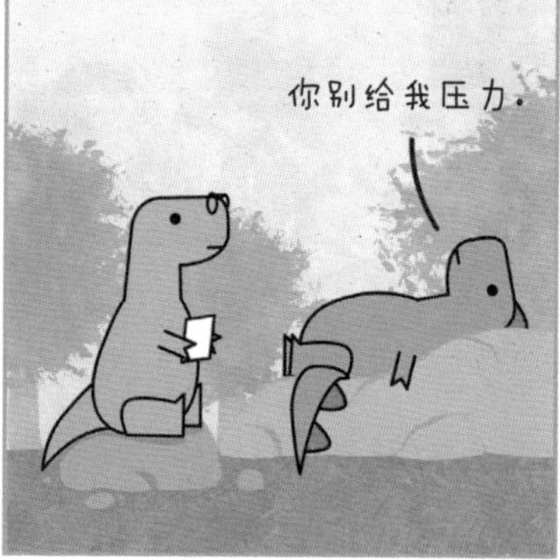
你别给我压力。

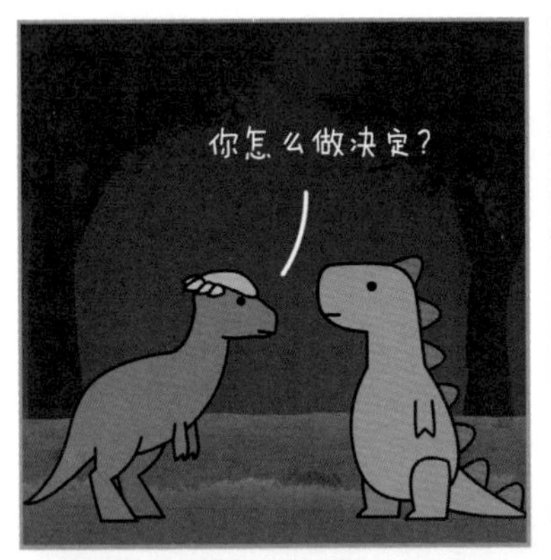
你怎么做决定？

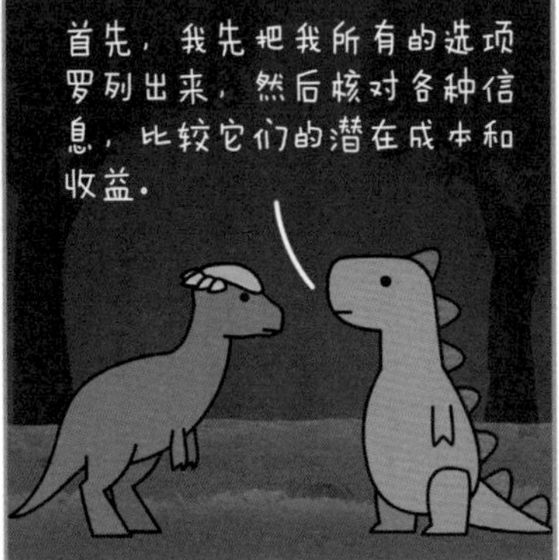
首先，我先把我所有的选项罗列出来，然后核对各种信息，比较它们的潜在成本和收益。

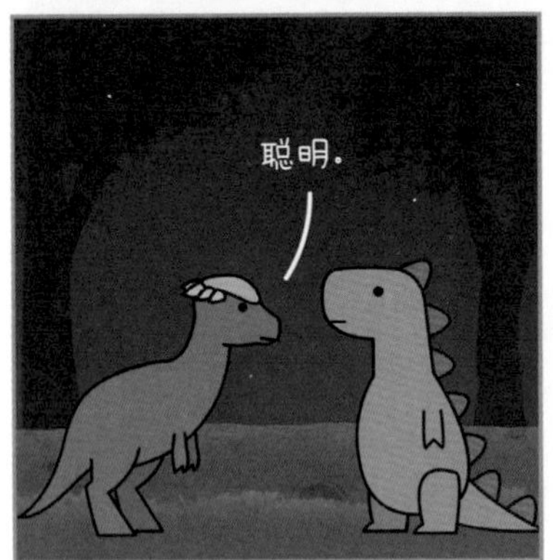
聪明。

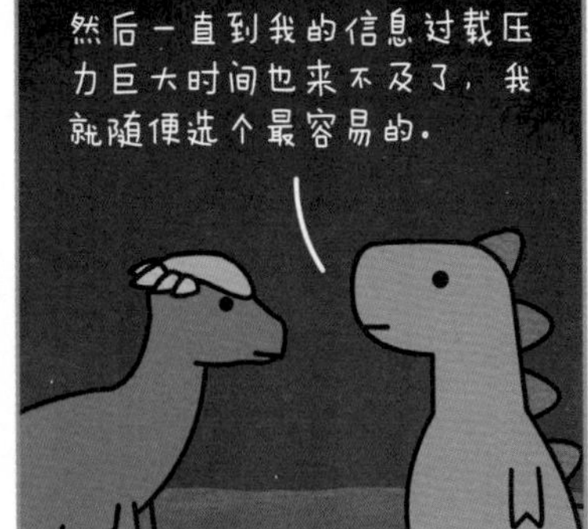
然后一直到我的信息过载压力巨大时间也来不及了，我就随便选个最容易的。

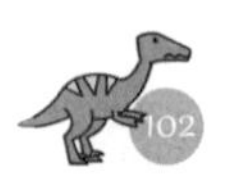

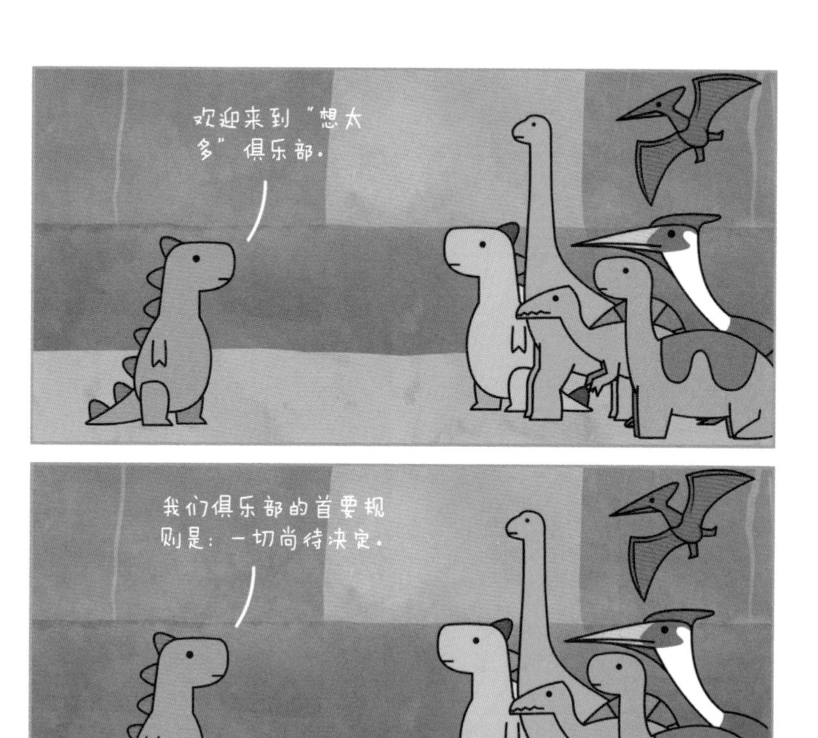
欢迎来到"想太多"俱乐部。
我们俱乐部的首要规则是：一切尚待决定。

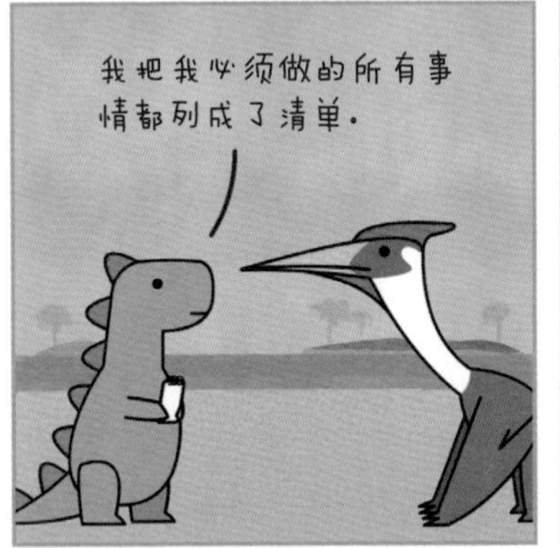
我把我必须做的所有事情都列成了清单。

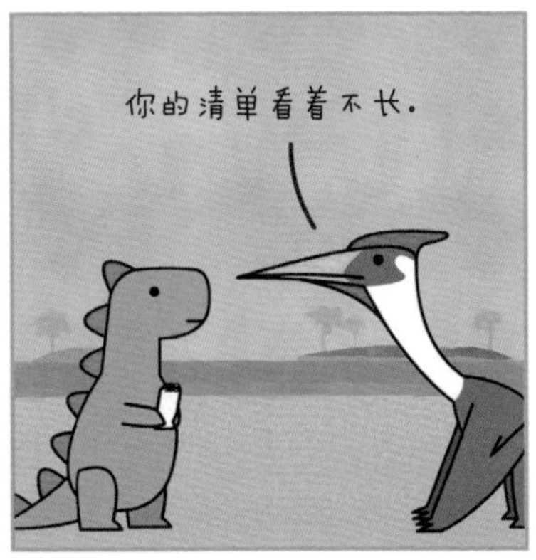
你的清单看着不长。

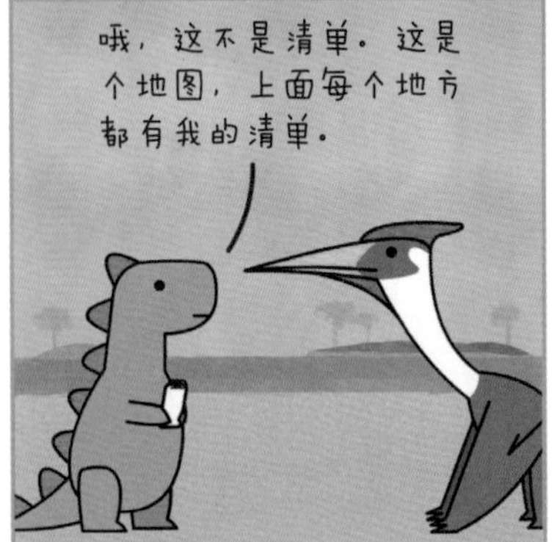
哦，这不是清单。这是个地图，上面每个地方都有我的清单。

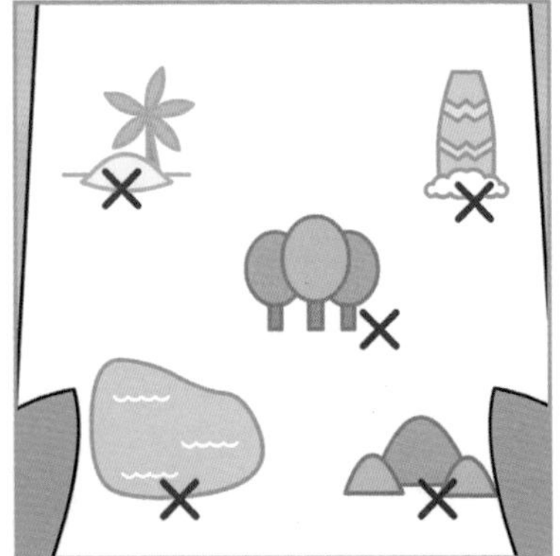

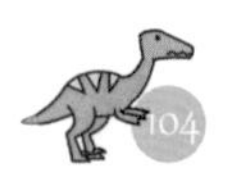

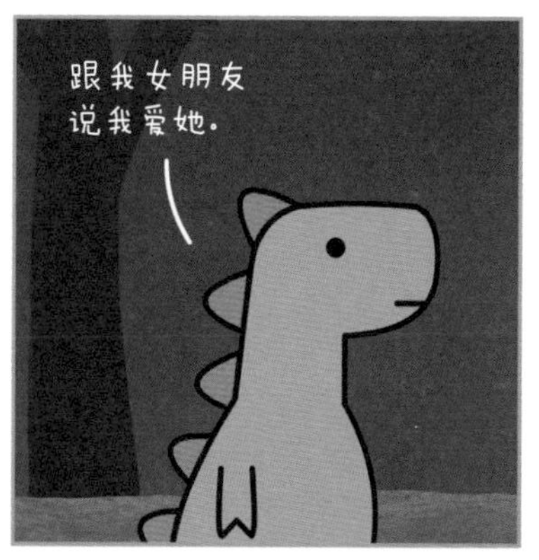
跟我女朋友
说我爱她。

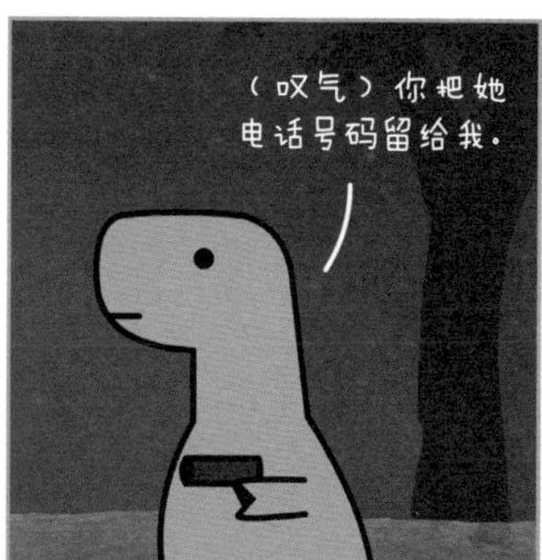
（叹气）你把她
电话号码留给我。

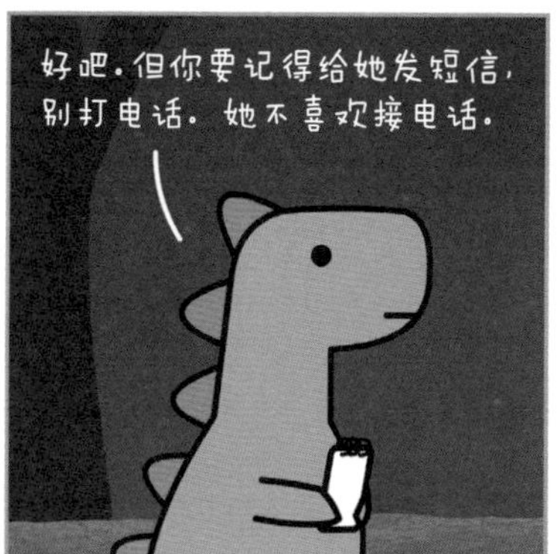
好吧。但你要记得给她发短信，
别打电话。她不喜欢接电话。

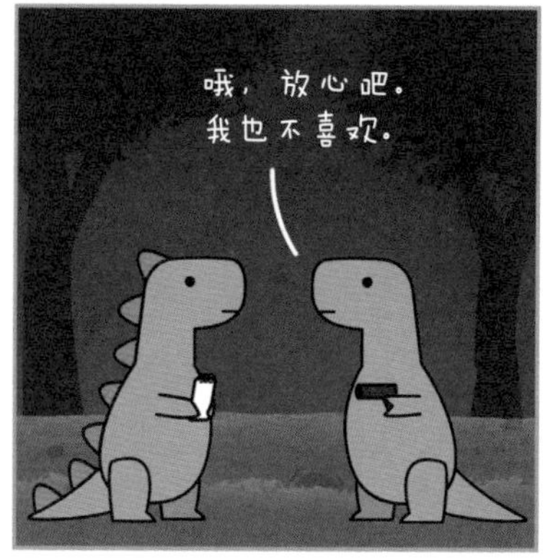
哦，放心吧。
我也不喜欢。

06

工作

有可能我们的世界建得就不对。

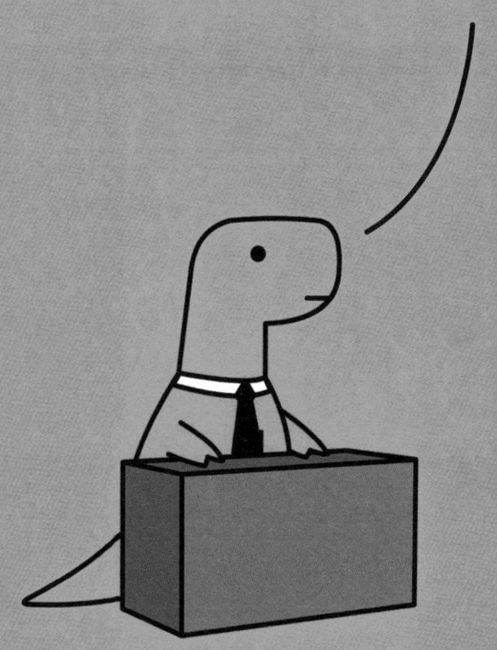

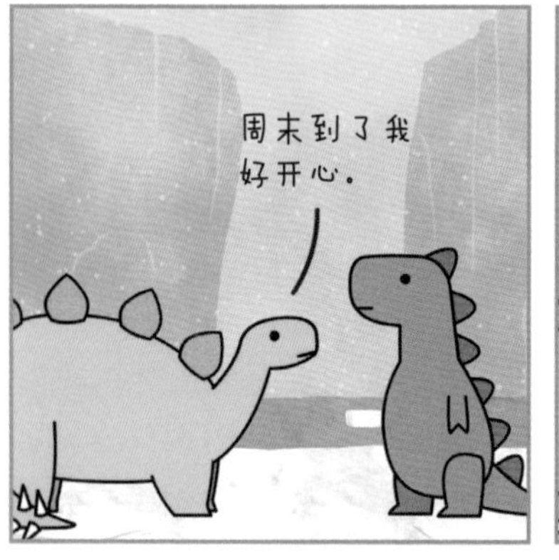
周末到了我
好开心。

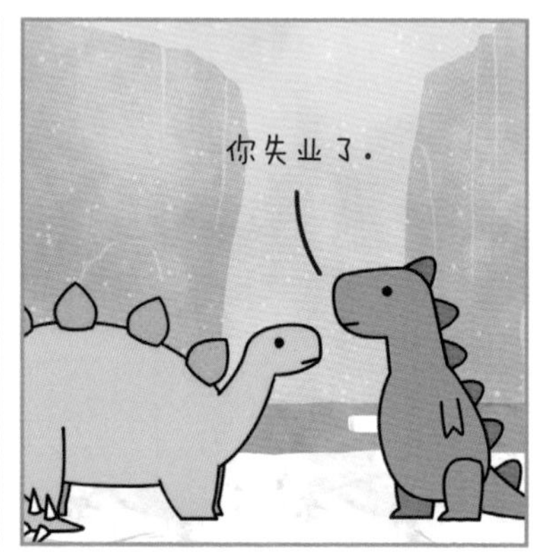
你失业了。

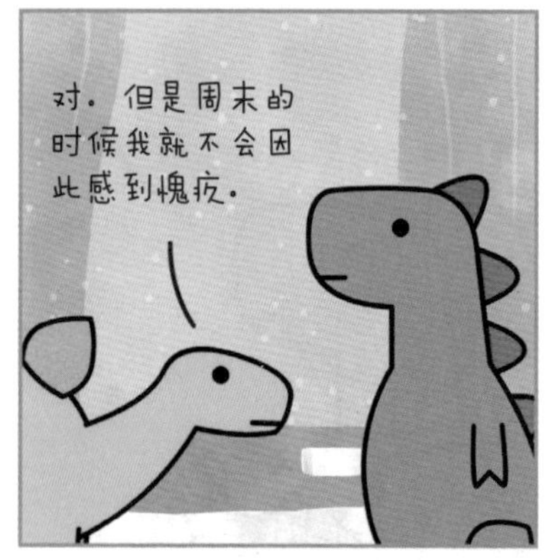
对。但是周末的
时候我就不会因
此感到愧疚。

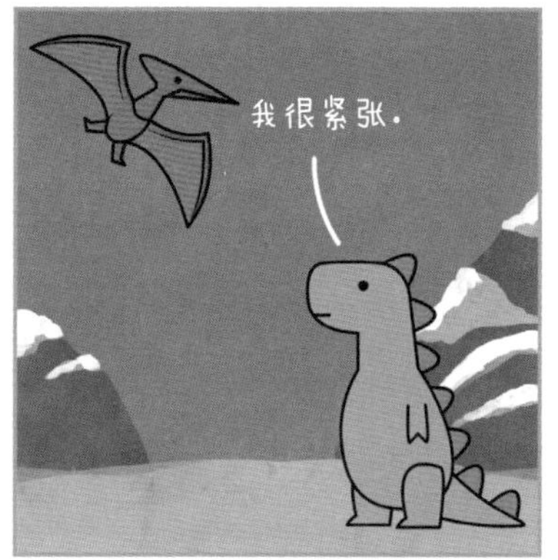
我很紧张。

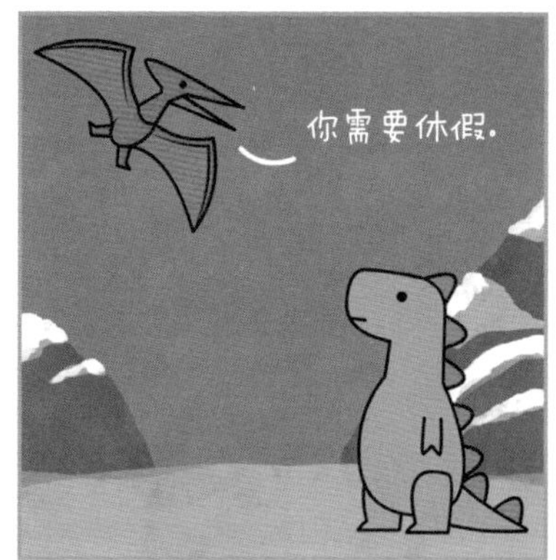
你需要休假。

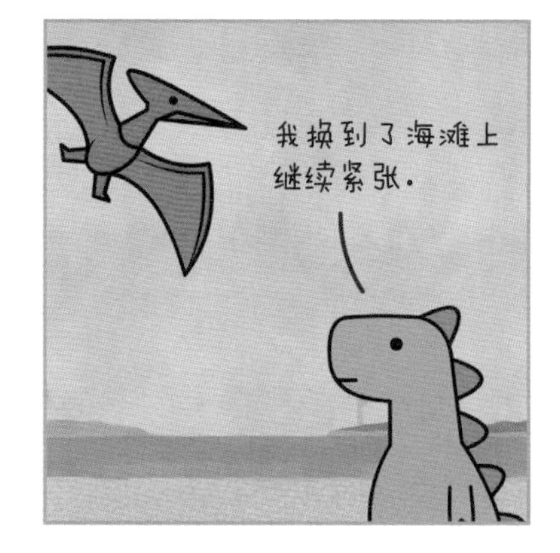
我换到了海滩上
继续紧张。

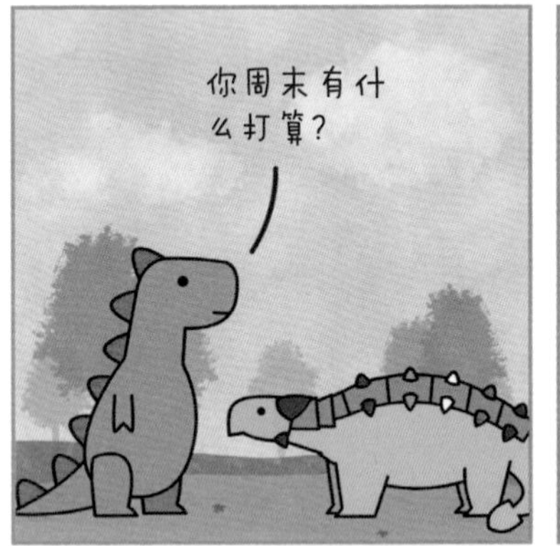
你周末有什
么打算？

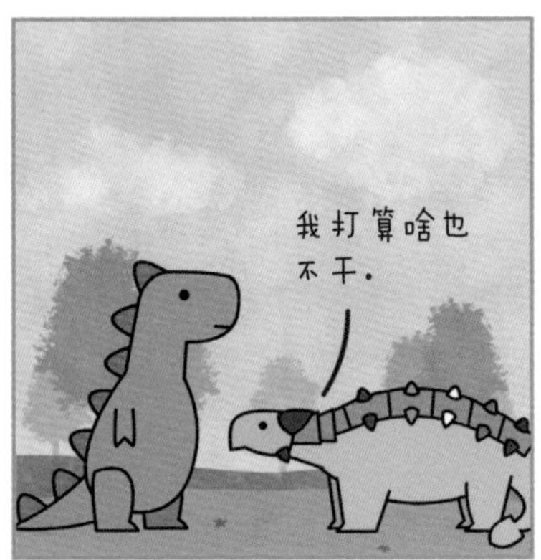
我打算啥也
不干。

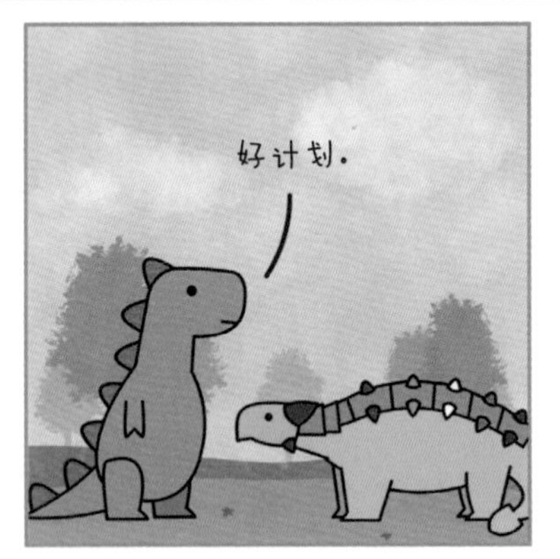
好计划。

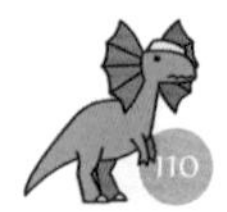

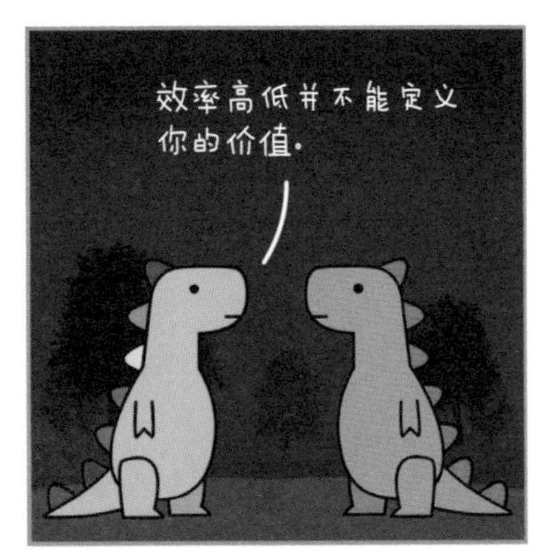
效率高低并不能定义
你的价值。

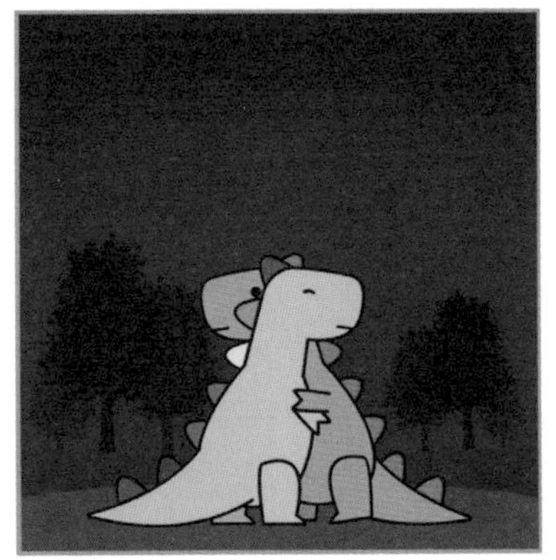

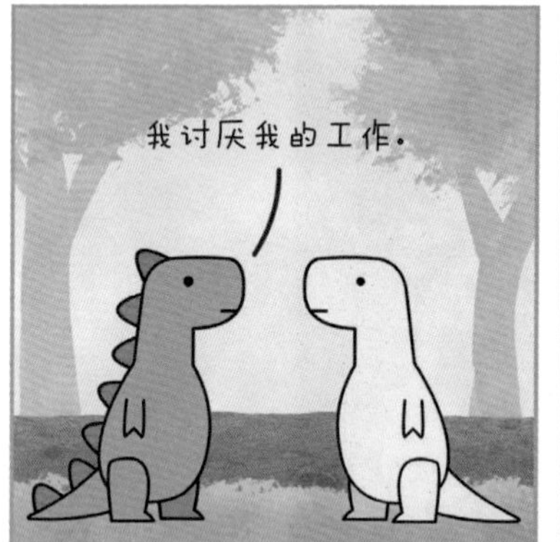
我讨厌我的工作。

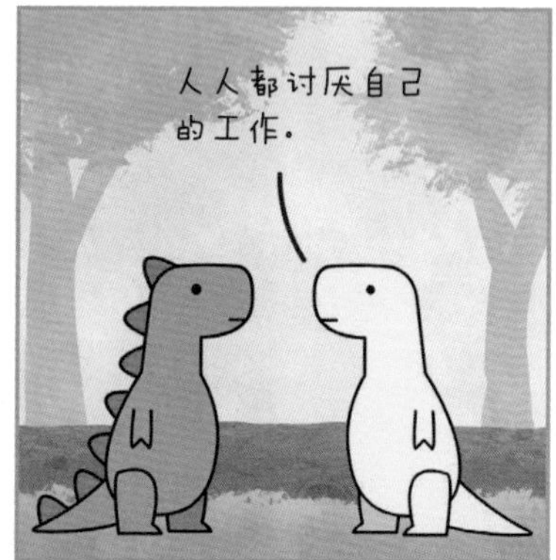
人人都讨厌自己
的工作。

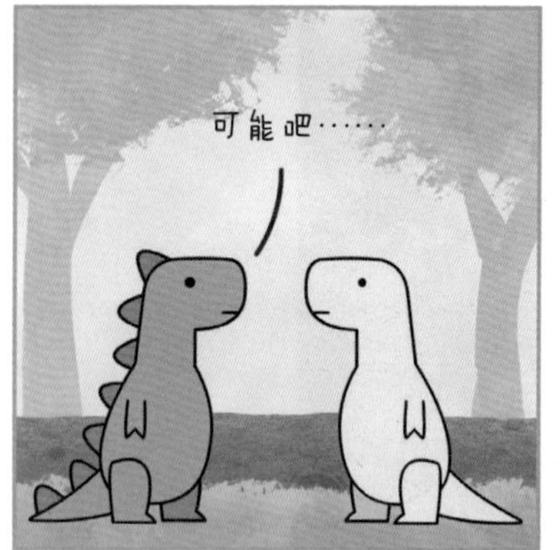
可能吧……

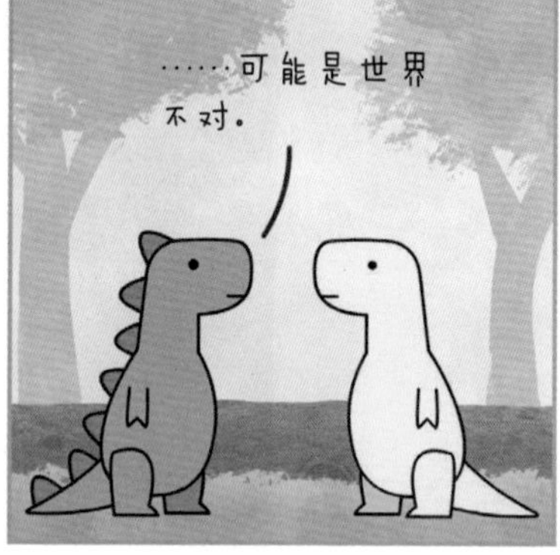
……可能是世界
不对。

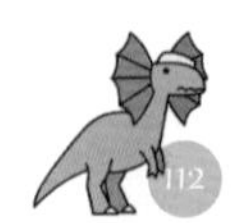

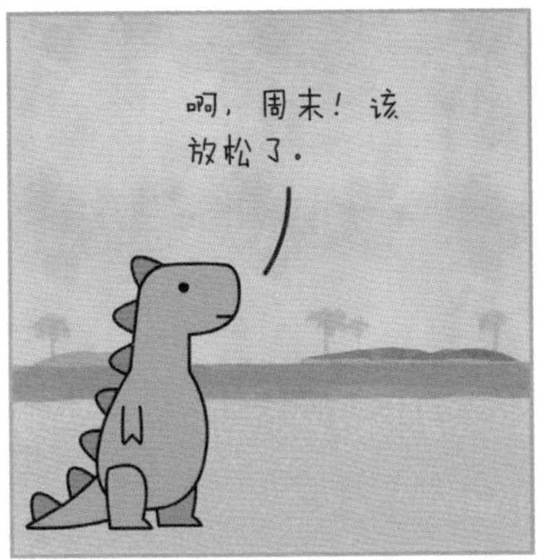
啊，周末！该放松了。

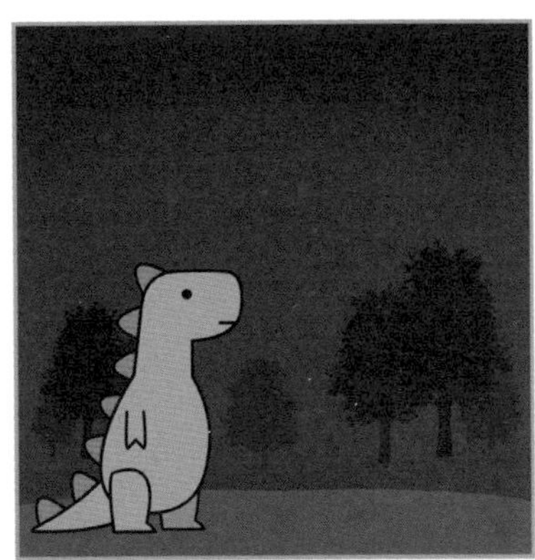

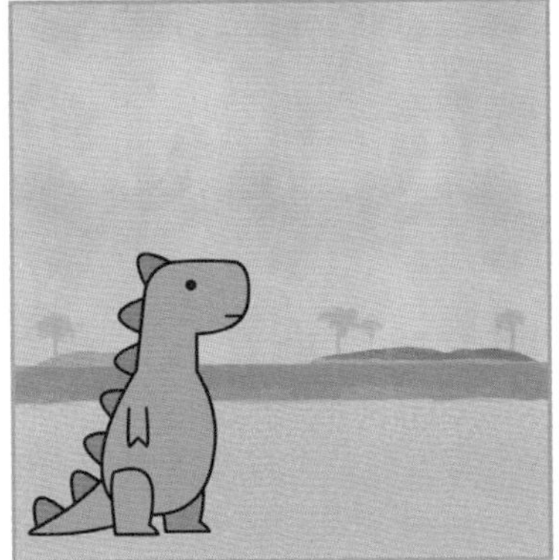

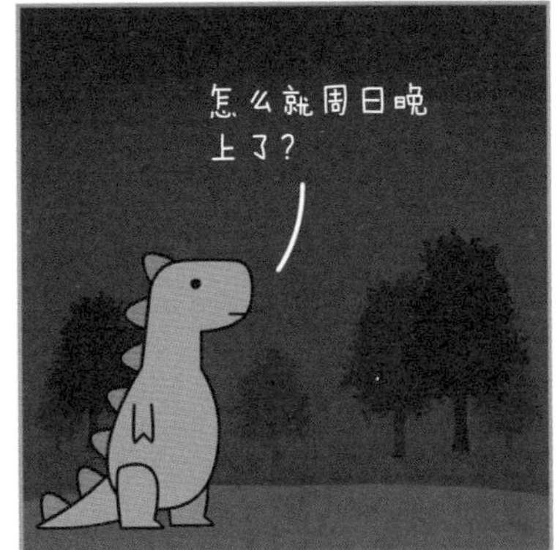
怎么就周日晚上了？

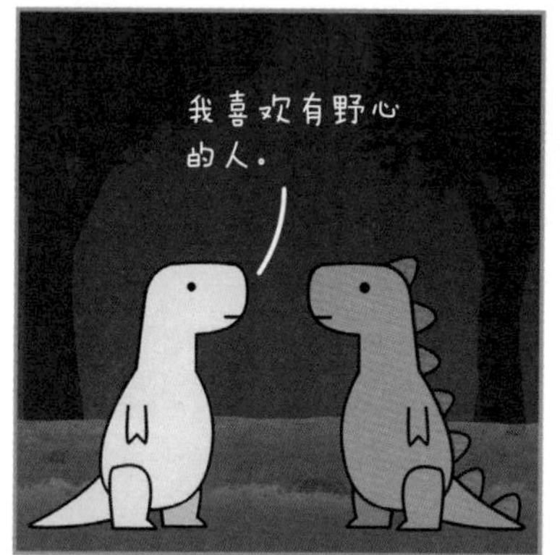
我喜欢有野心
的人。

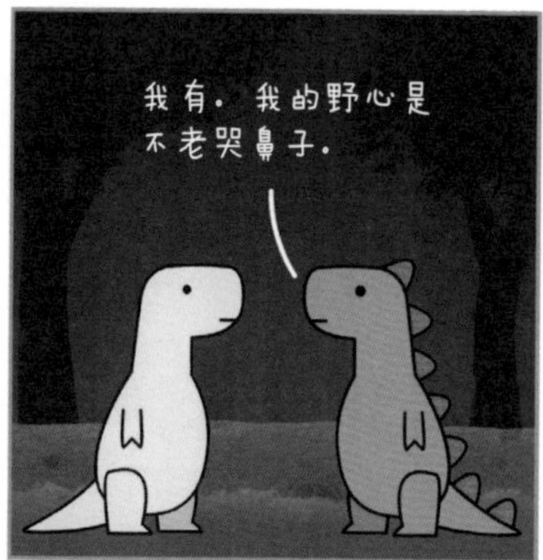
我有。我的野心是
不老哭鼻子。

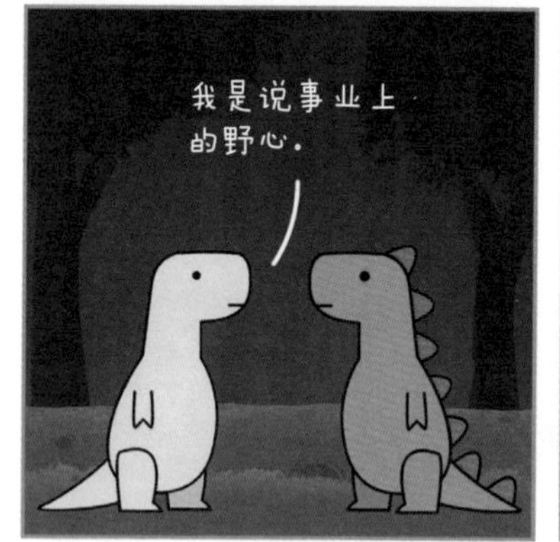
我是说事业上
的野心。

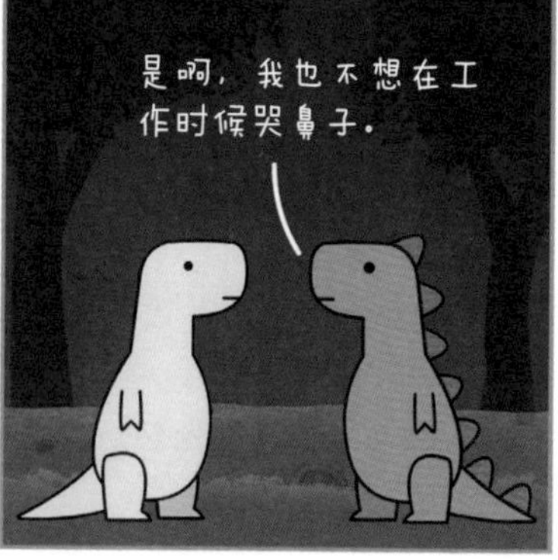
是啊，我也不想在工
作时候哭鼻子。

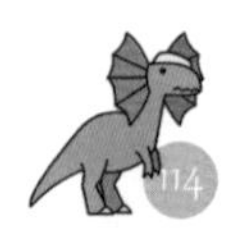

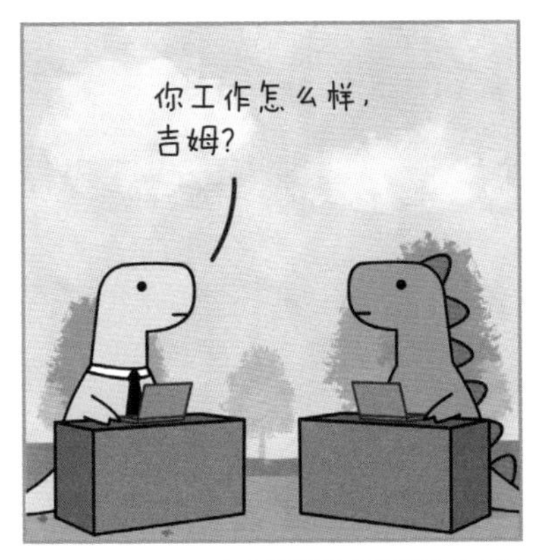
你工作怎么样，
吉姆？

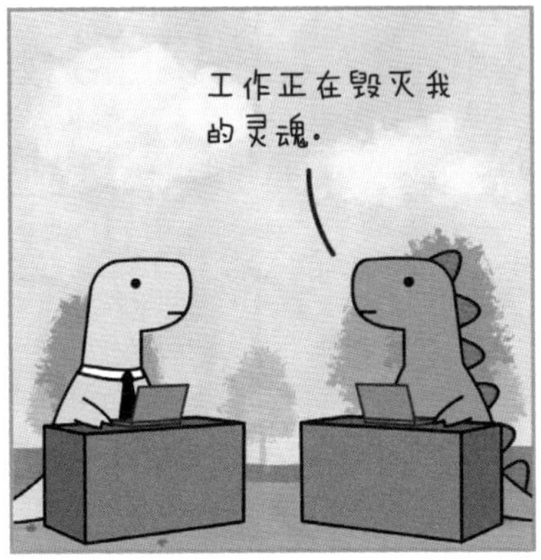
工作正在毁灭我
的灵魂。

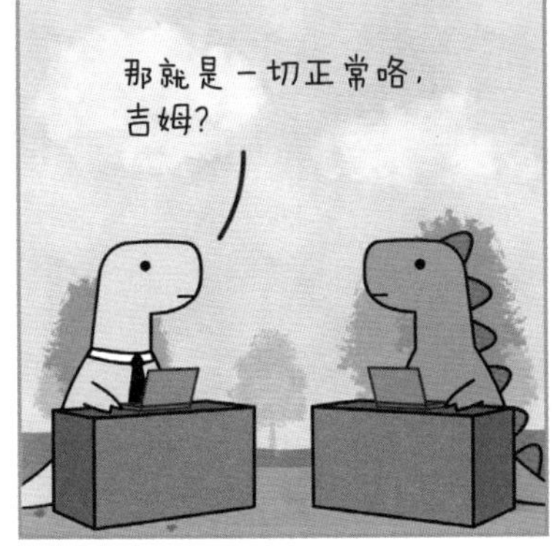
那就是一切正常咯，
吉姆？

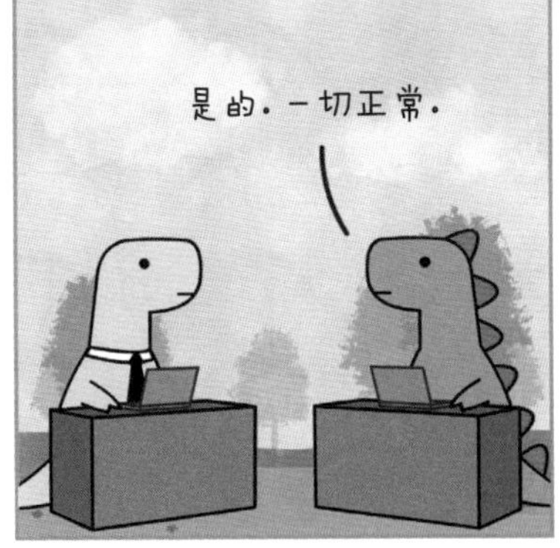
是的。一切正常。

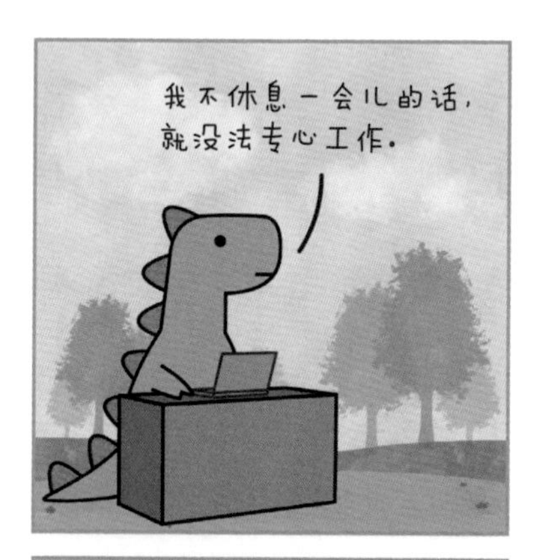
我不休息一会儿的话，
就没法专心工作。

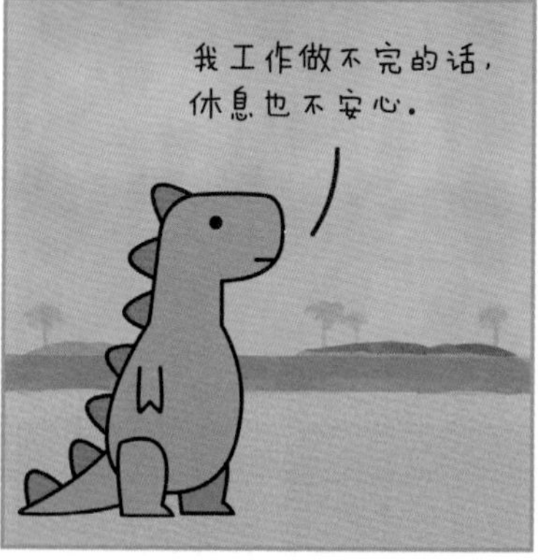
我工作做不完的话，
休息也不安心。

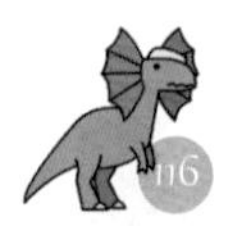

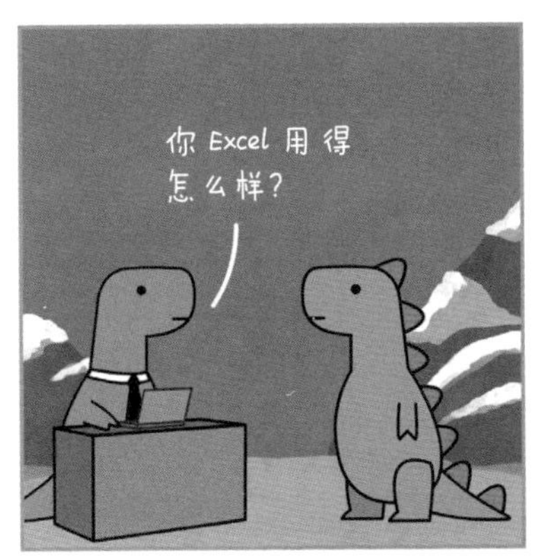
你 Excel 用得
怎么样？

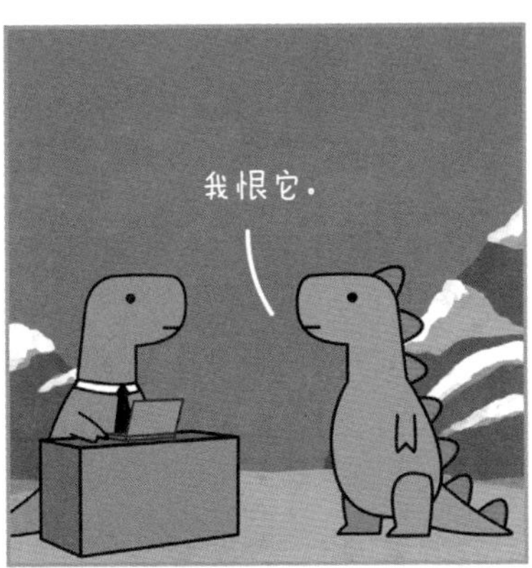
我恨它。

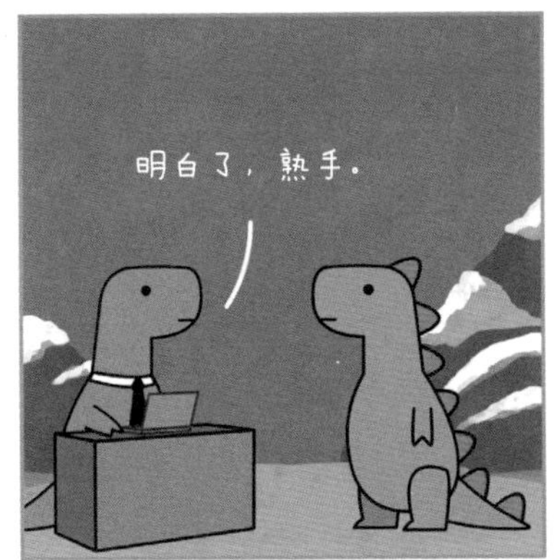
明白了，熟手。

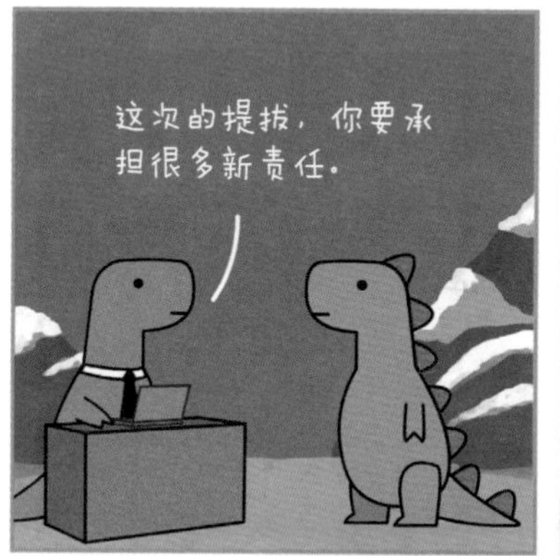
这次的提拔，你要承担很多新责任。

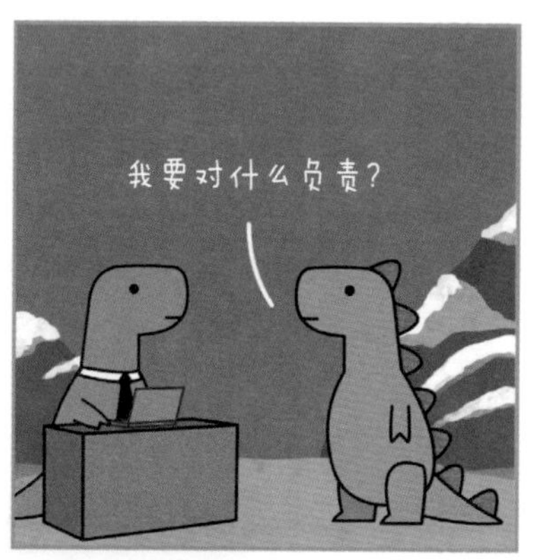
我要对什么负责？

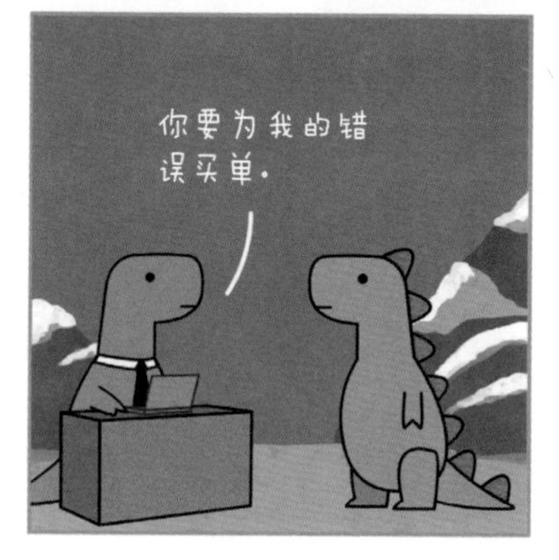
你要为我的错误买单。

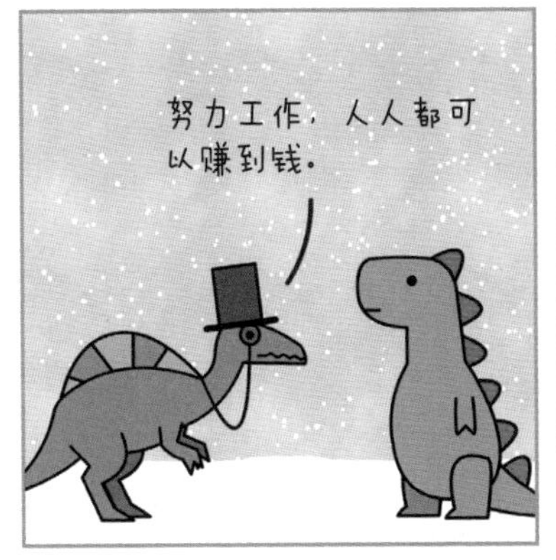
努力工作，人人都可以赚到钱。

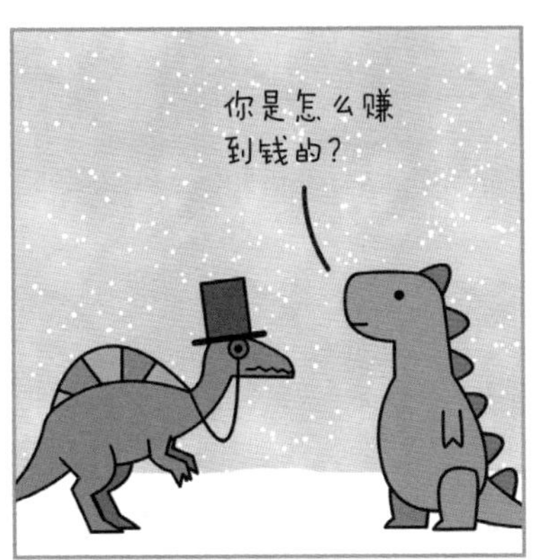
你是怎么赚到钱的？

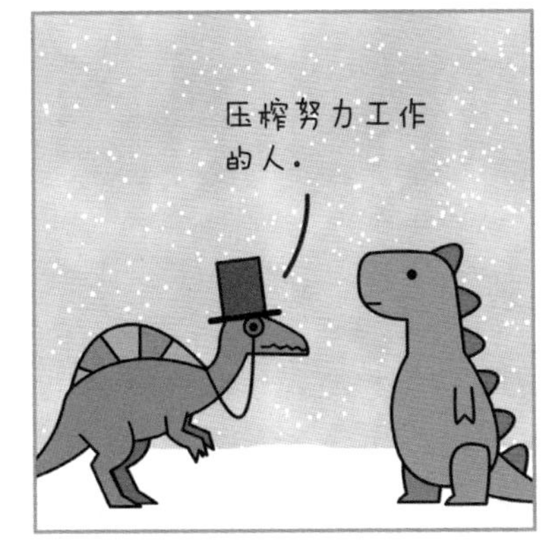
压榨努力工作的人。

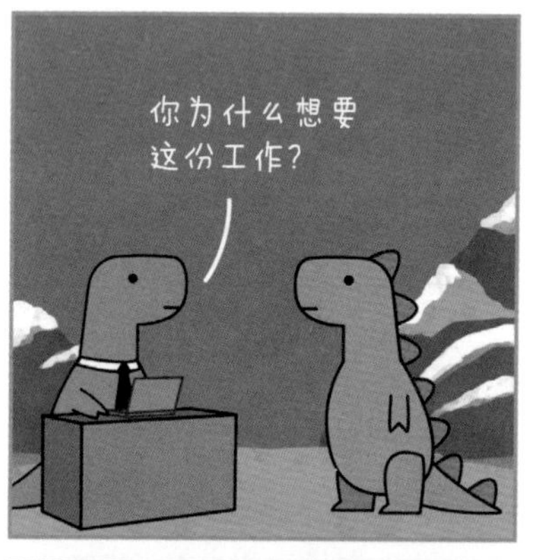
你为什么想要
这份工作?

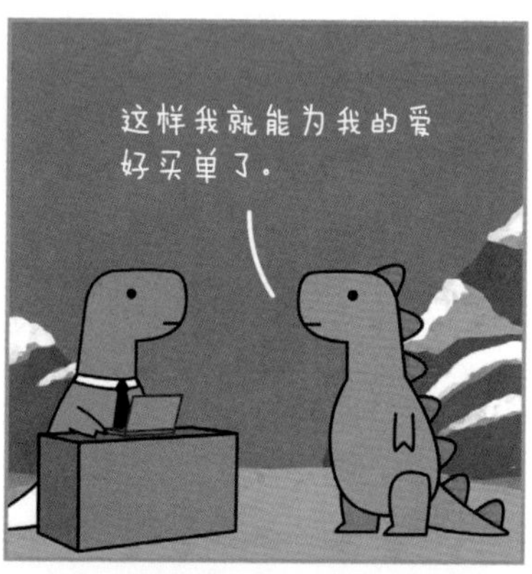
这样我就能为我的爱
好买单了。

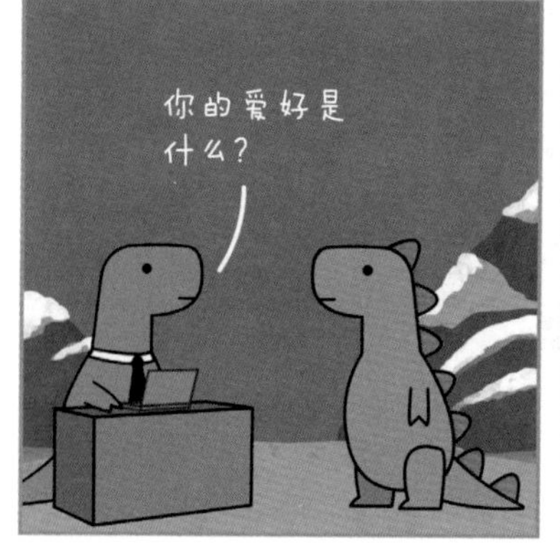
你的爱好是
什么?

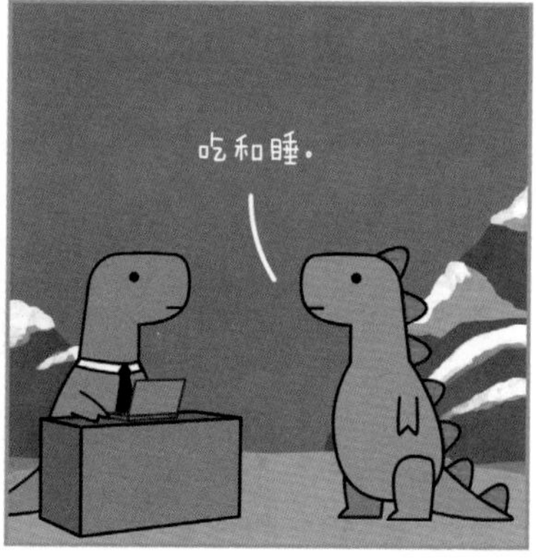
吃和睡。

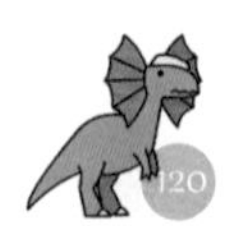

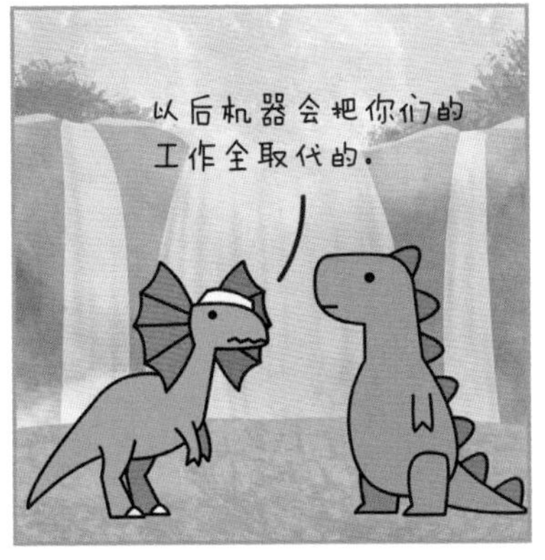
以后机器会把你们的工作全取代的。

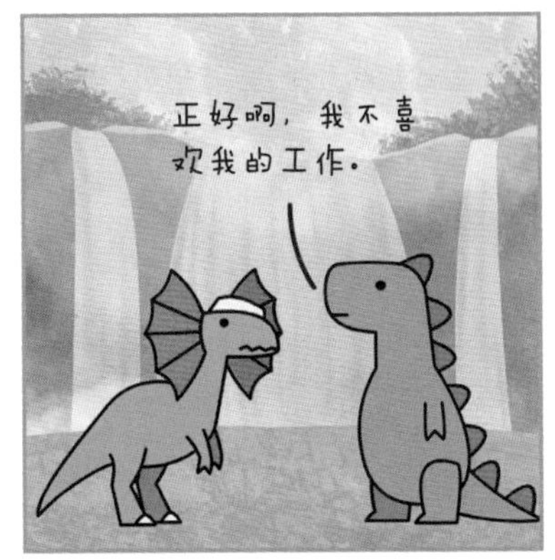
正好啊，我不喜欢我的工作。

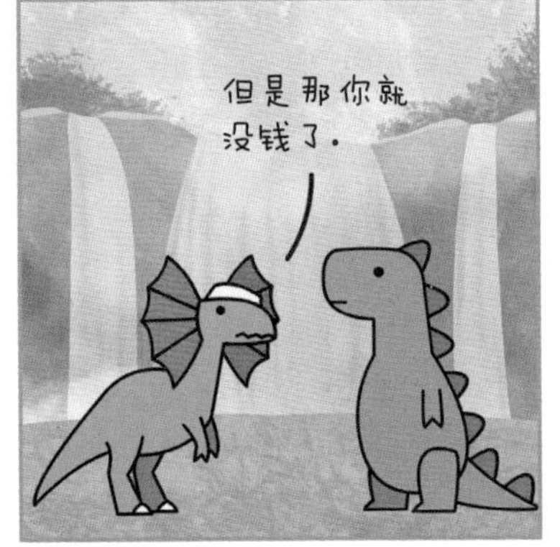
但是那你就没钱了。

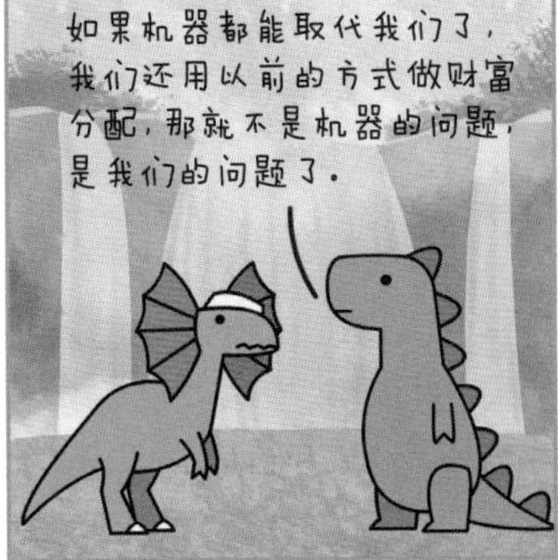
如果机器都能取代我们了，我们还用以前的方式做财富分配，那就不是机器的问题，是我们的问题了。

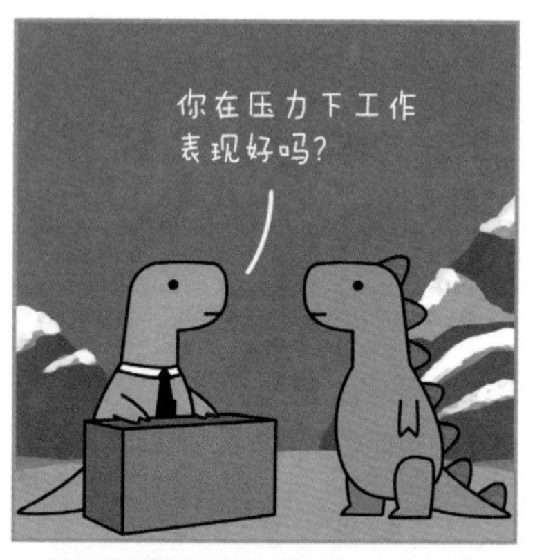
你在压力下工作表现好吗?

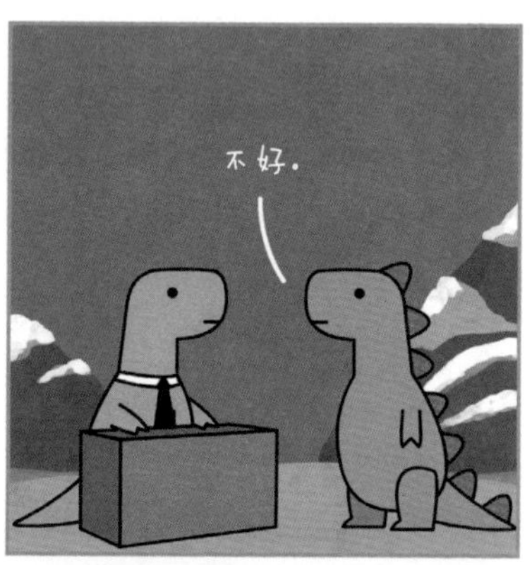
不好。

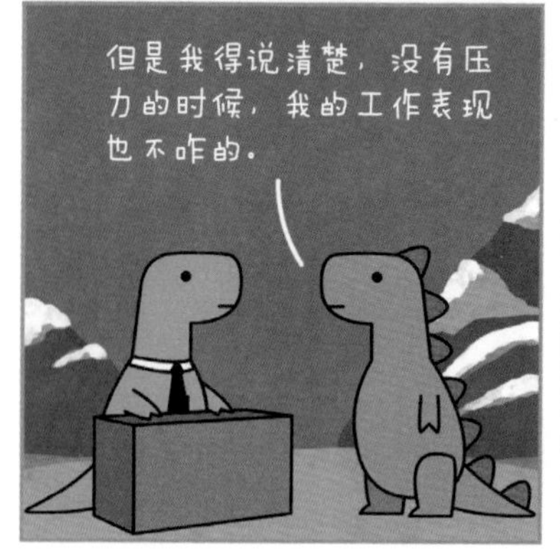
但是我得说清楚，没有压力的时候，我的工作表现也不咋的。

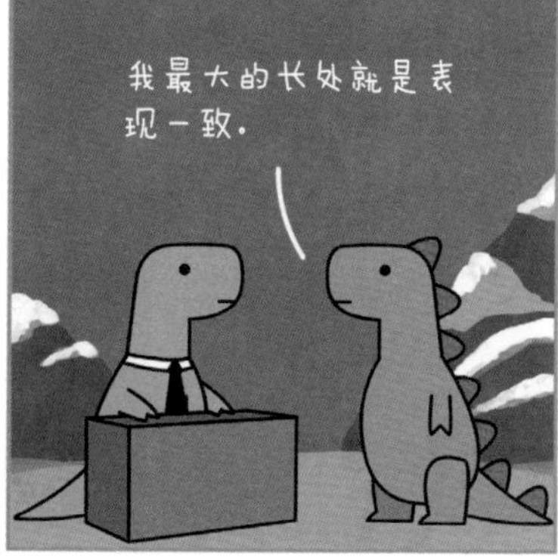
我最大的长处就是表现一致。

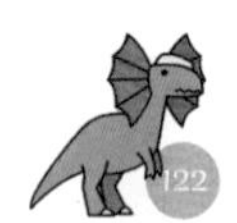

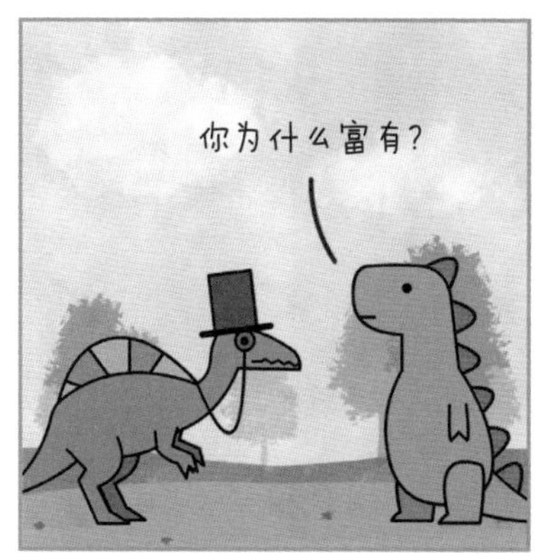
你为什么富有？

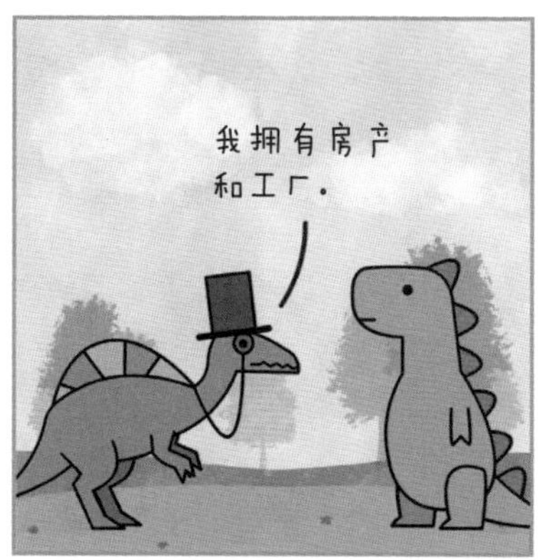
我拥有房产
和工厂。

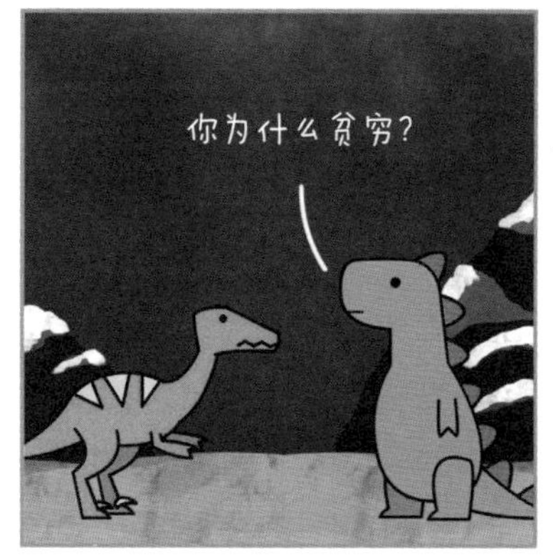
你为什么贫穷？

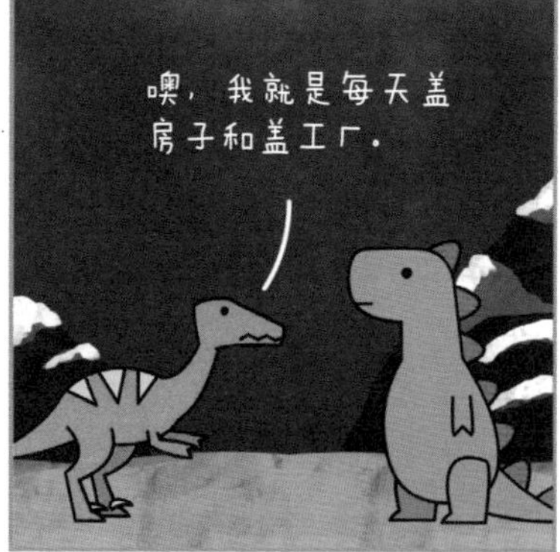
噢，我就是每天盖
房子和盖工厂。

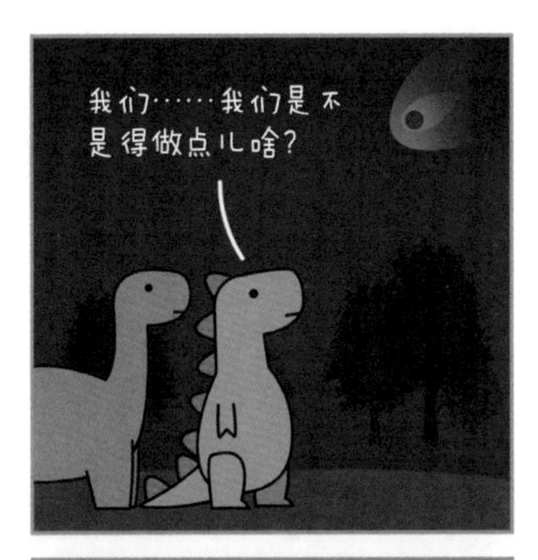
我们……我们是不是得做点儿啥？

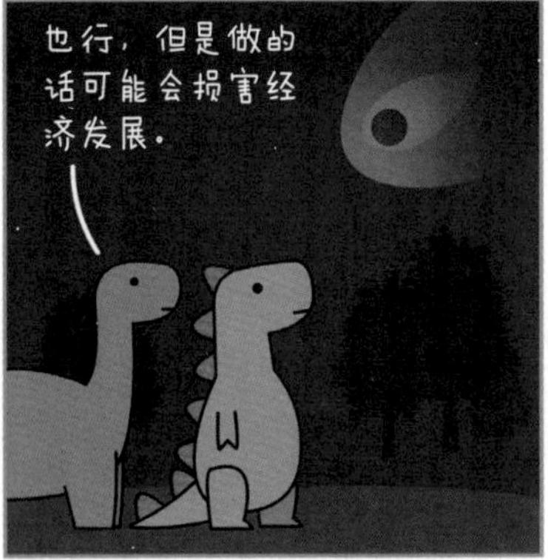
也行，但是做的话可能会损害经济发展。

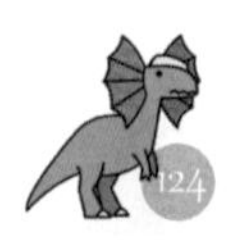

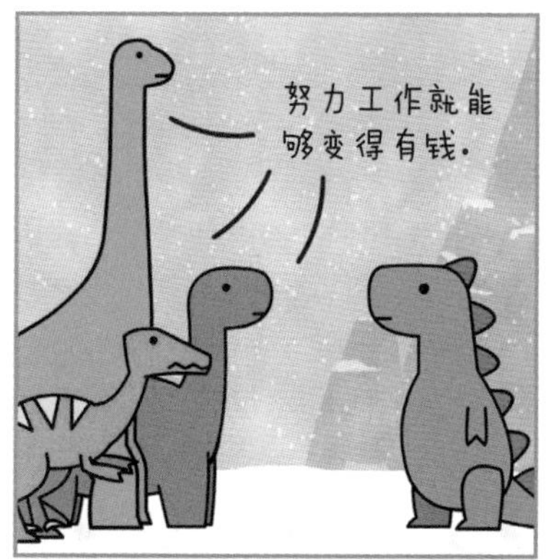
努力工作就能
够变得有钱。

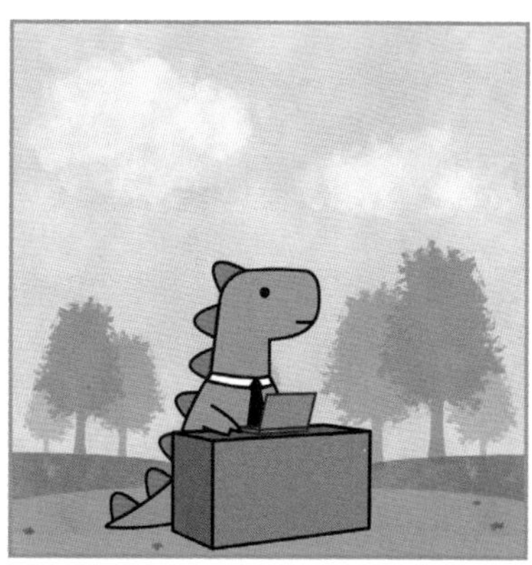

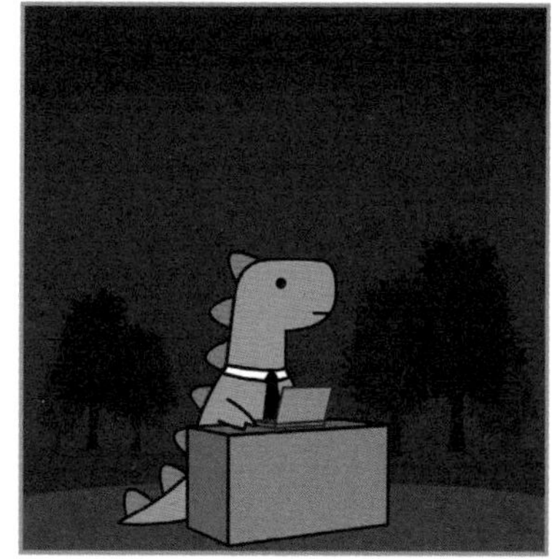

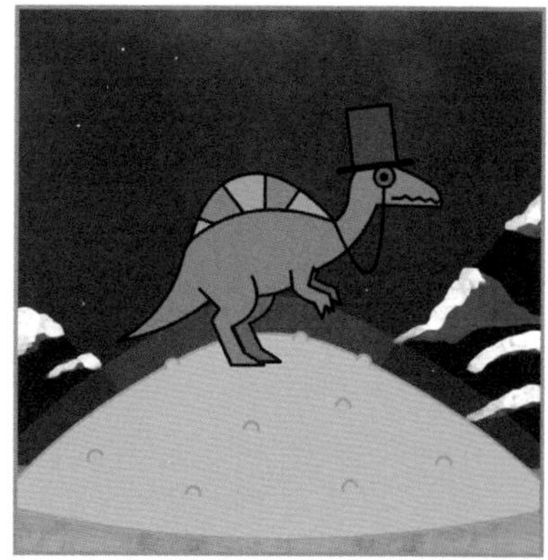

07

成功和失败

未被计入的才是重要的。

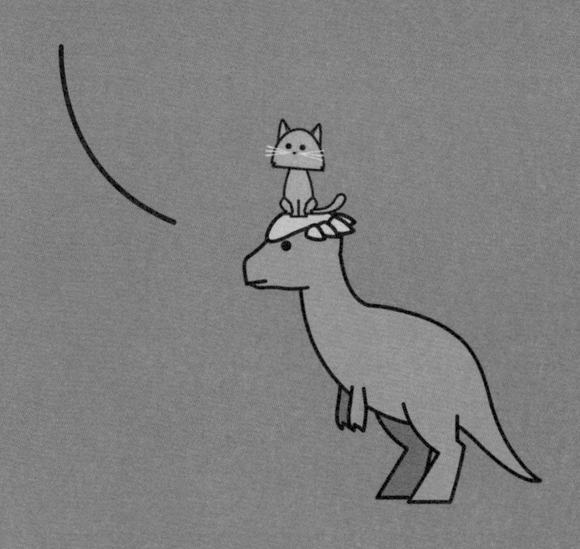

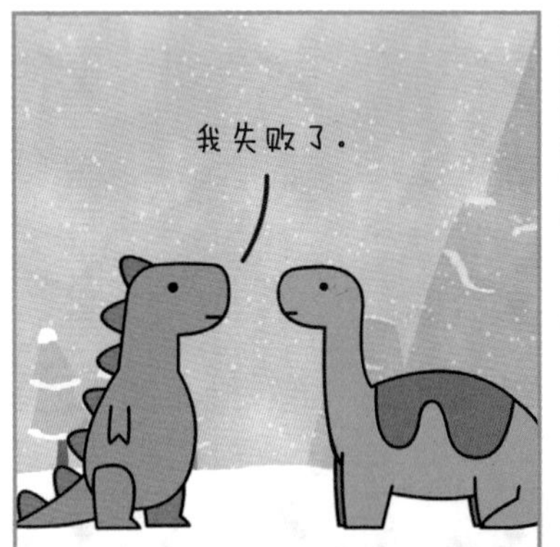
我失败了。

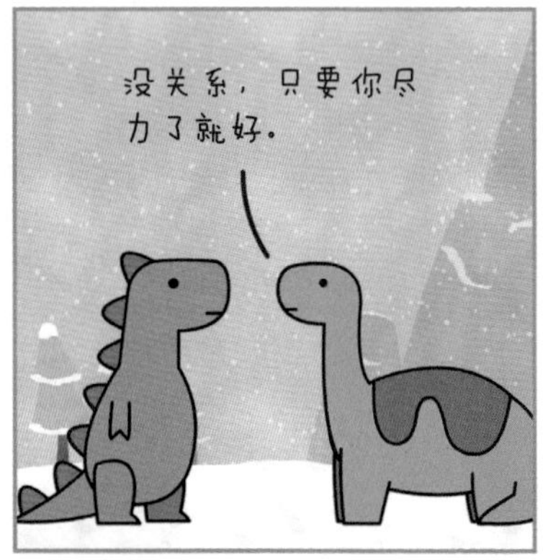
没关系，只要你尽力了就好。

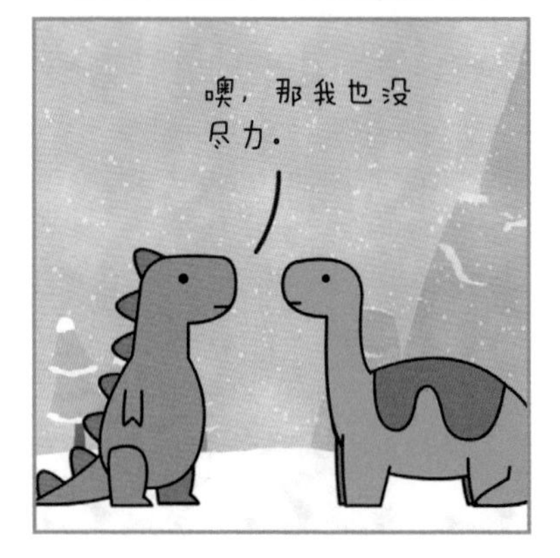
噢，那我也没尽力。

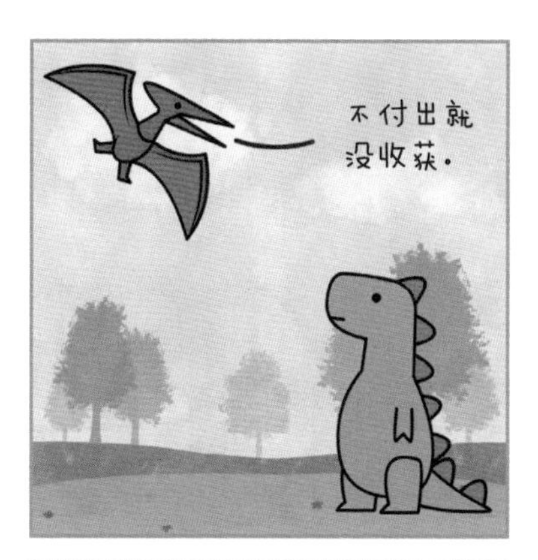
不付出就
没收获。

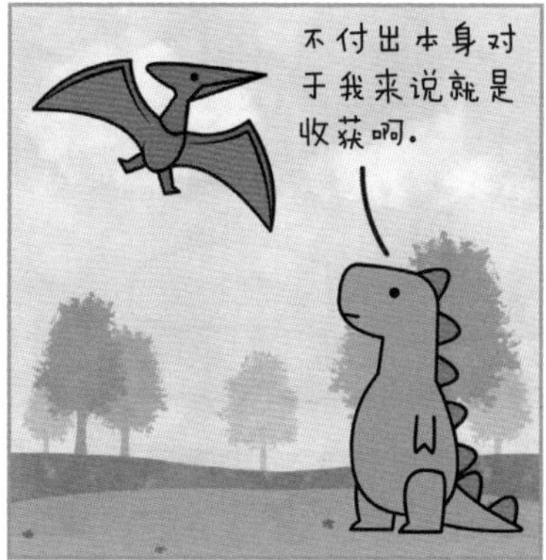
不付出本身对
于我来说就是
收获啊。

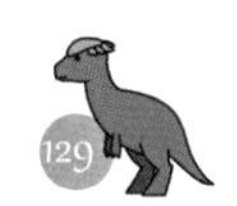

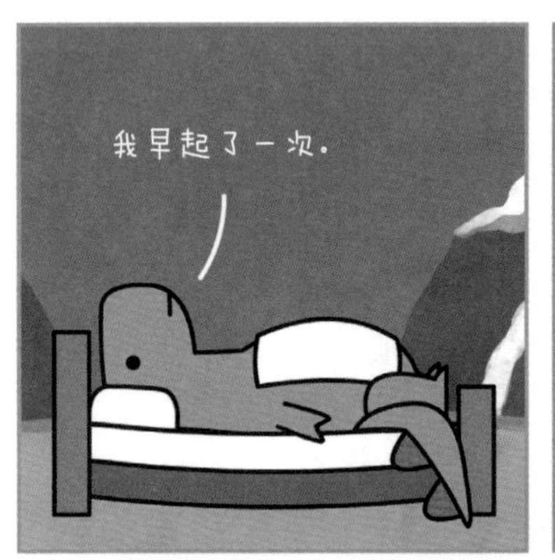
我早起了一次。

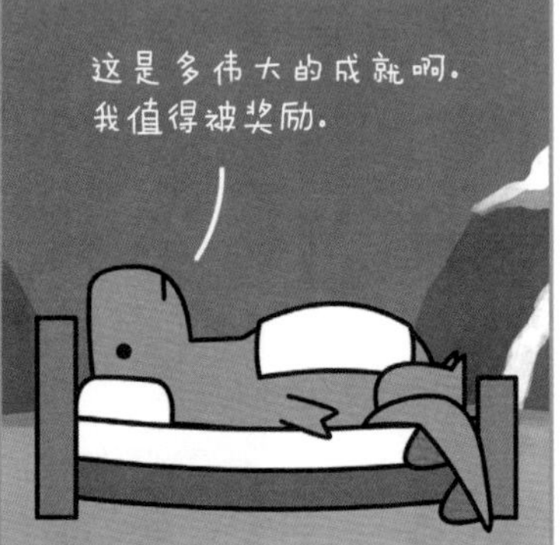
这是多伟大的成就啊。
我值得被奖励。

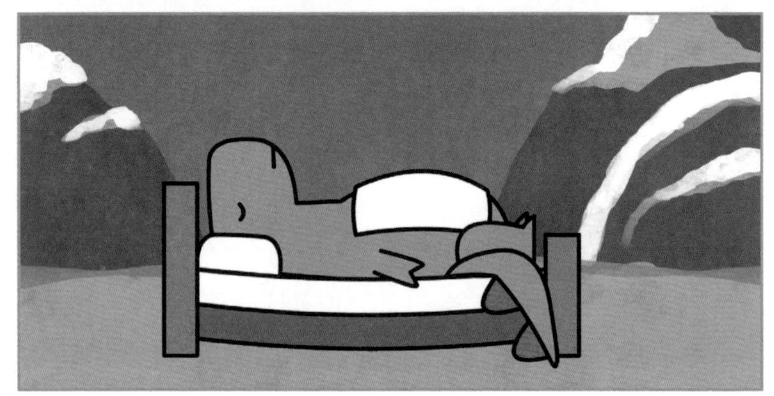

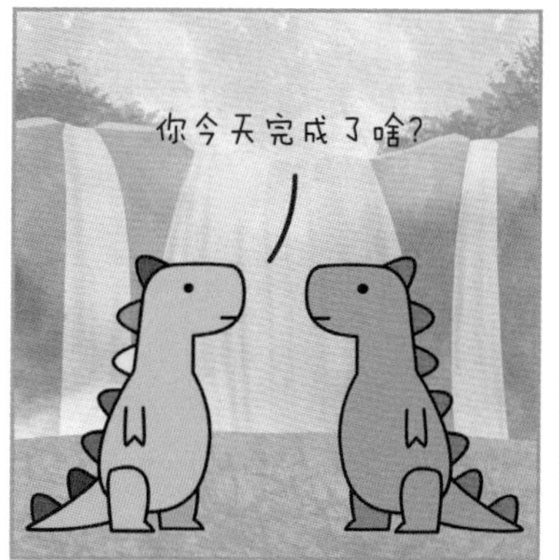
你今天完成了啥?

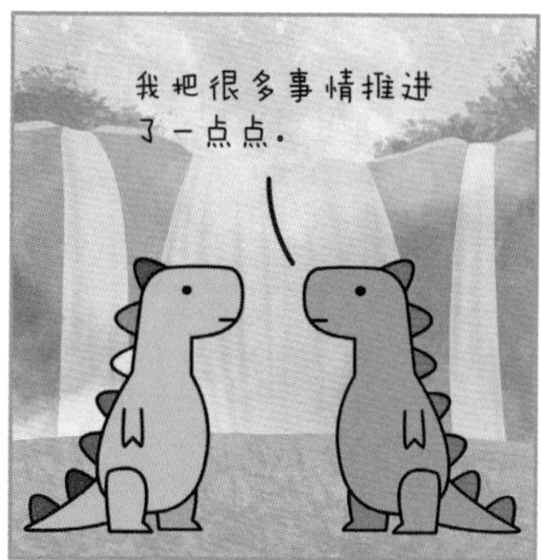
我把很多事情推进
了一点点。

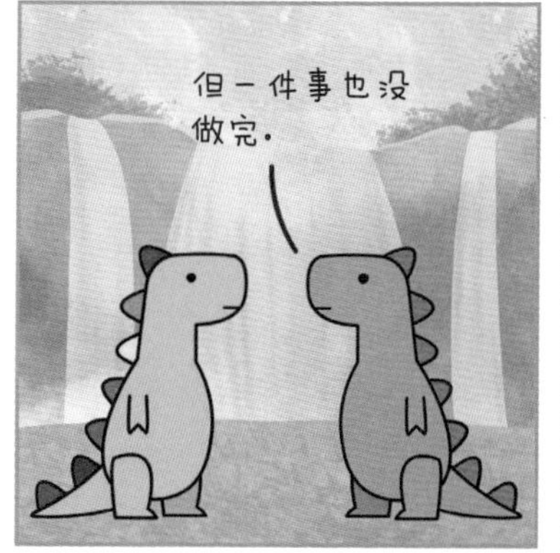
但一件事也没
做完。

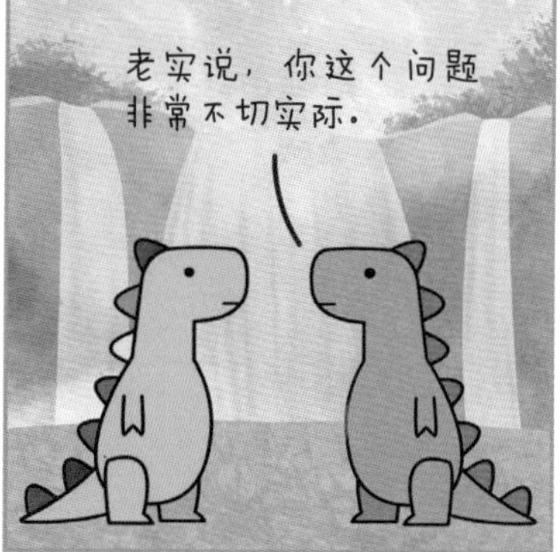
老实说，你这个问题
非常不切实际。

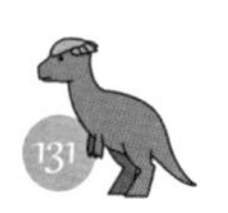

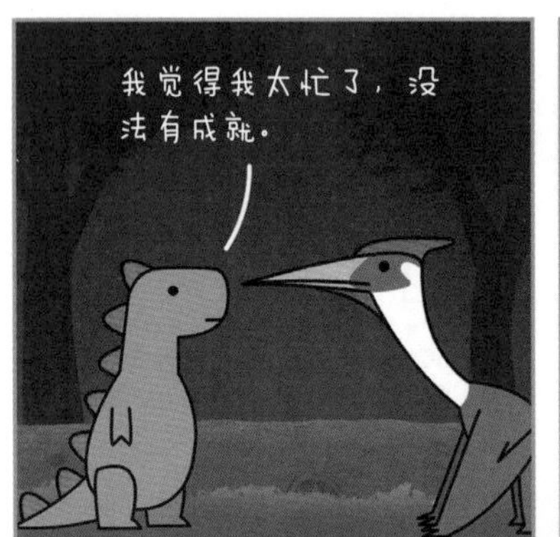
我觉得我太忙了，没法有成就。

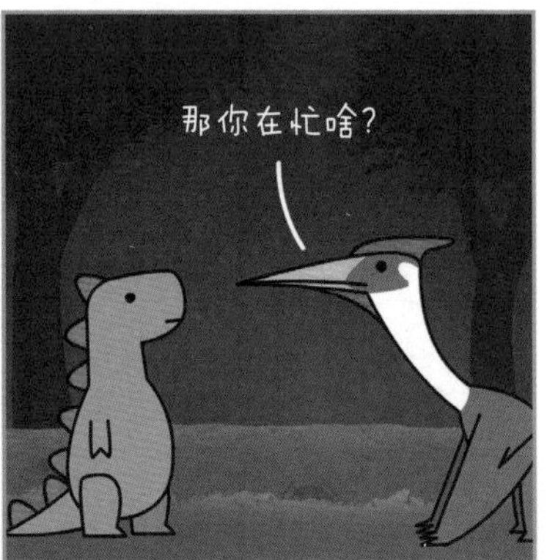
那你在忙啥？

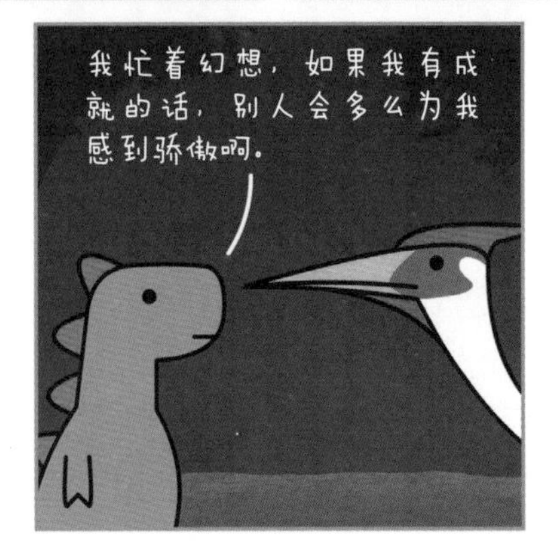
我忙着幻想，如果我有成就的话，别人会多么为我感到骄傲啊。

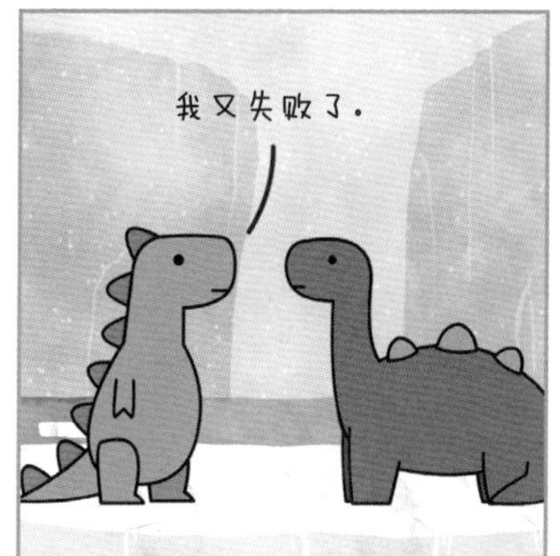
我又失败了。

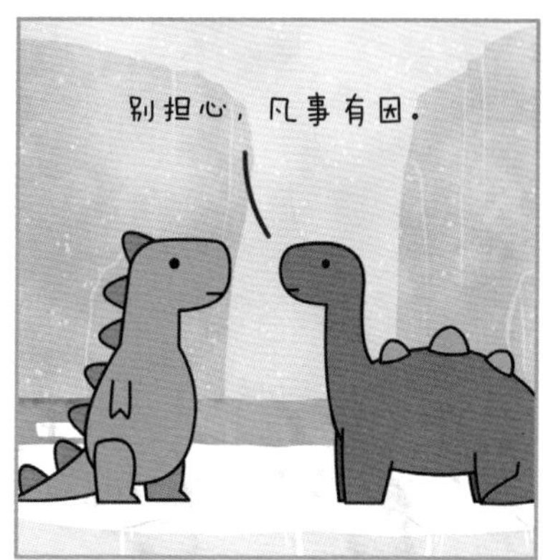
别担心，凡事有因。

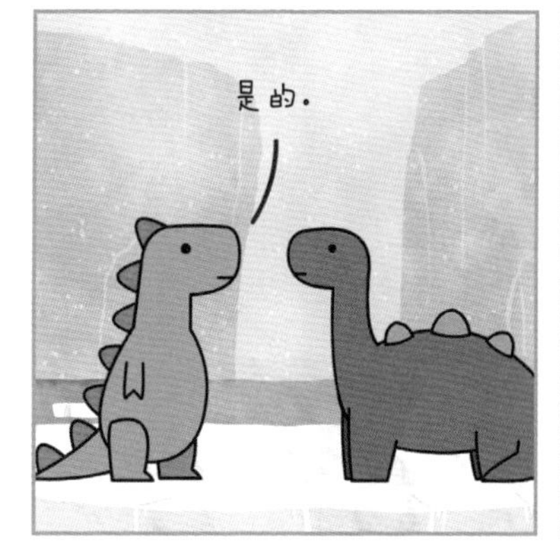
是的。

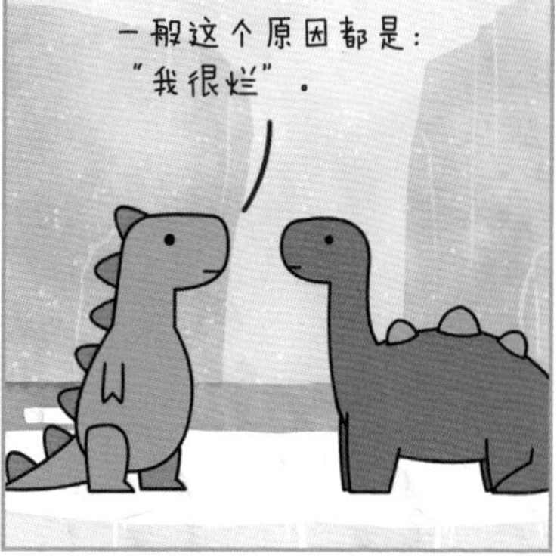
一般这个原因都是：
“我很烂”。

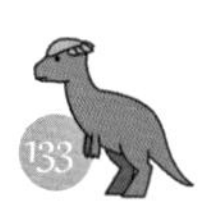

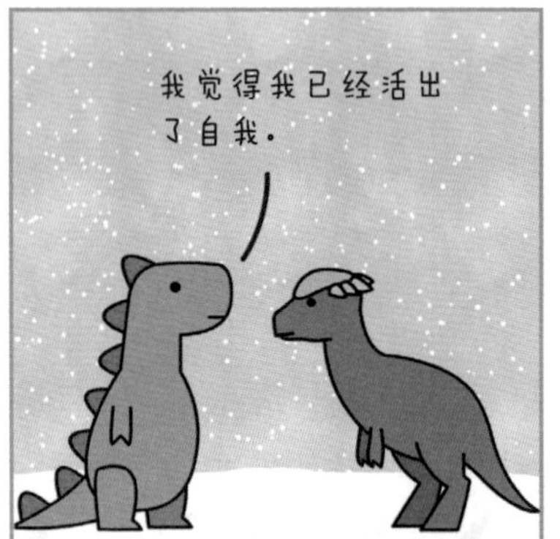
我觉得我已经活出
了自我。

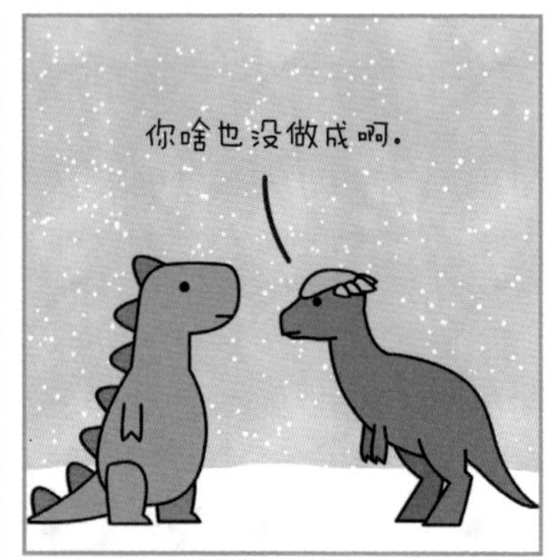
你啥也没做成啊。

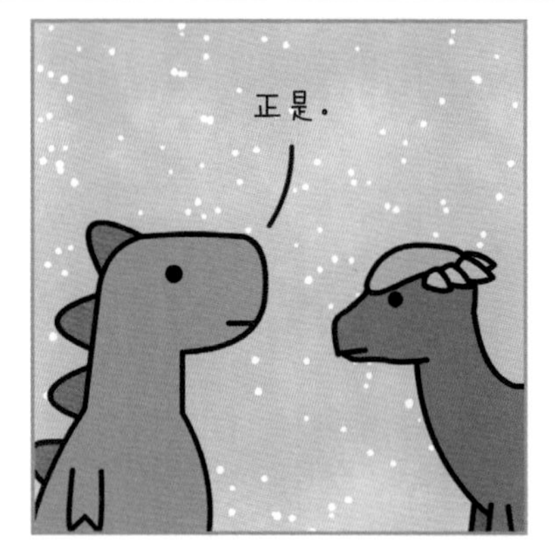
正是。

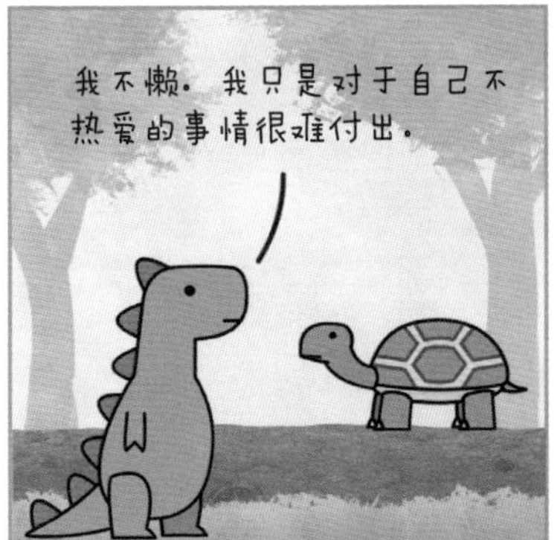
我不懒。我只是对于自己不热爱的事情很难付出。

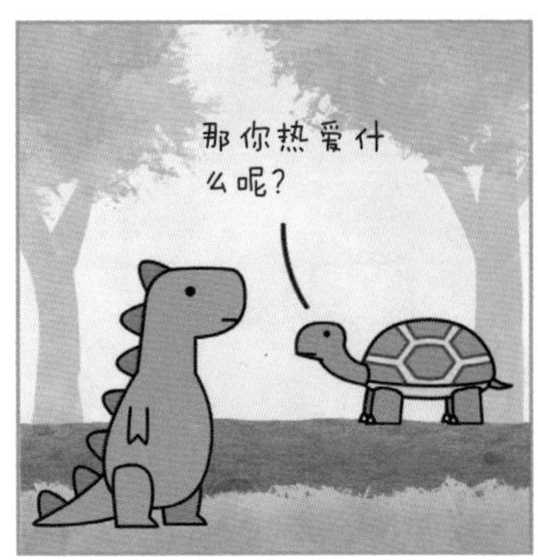
那你热爱什么呢？

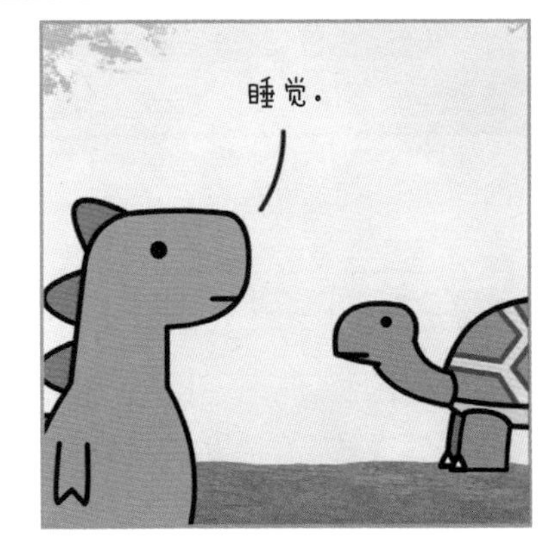
睡觉。

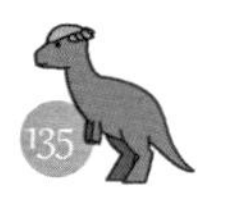

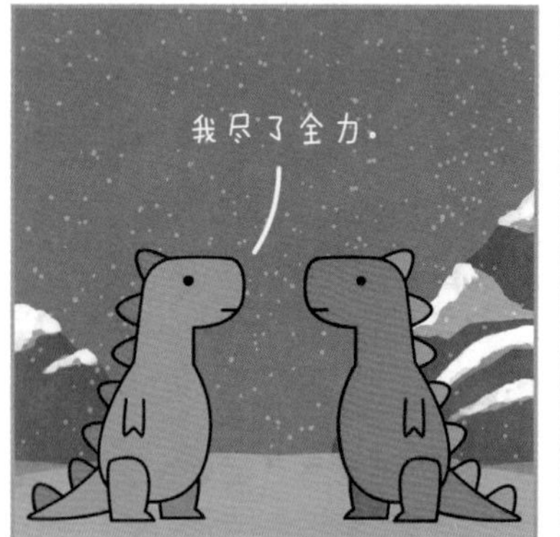
我尽了全力。

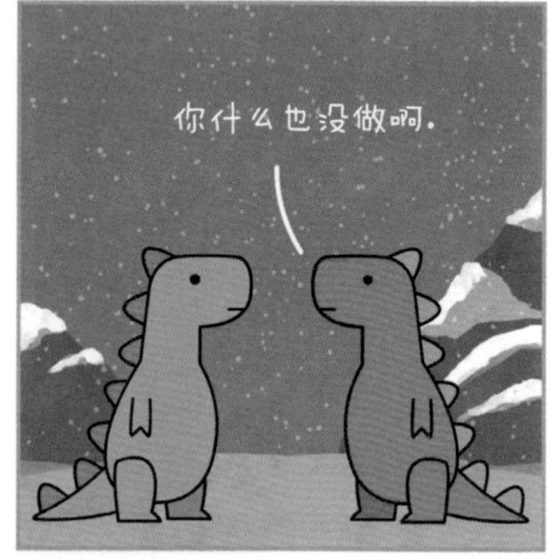
你什么也没做啊。

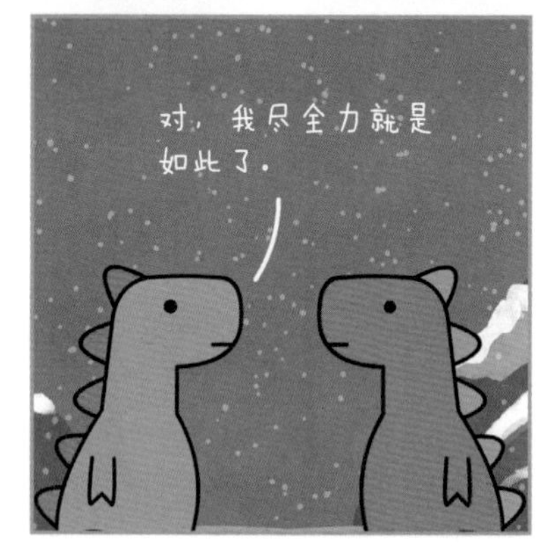
对，我尽全力就是如此了。

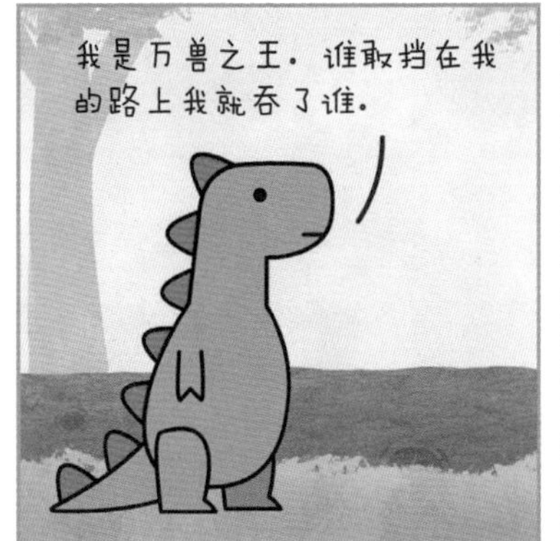
我是万兽之王，谁敢挡在我的路上我就吞了谁。

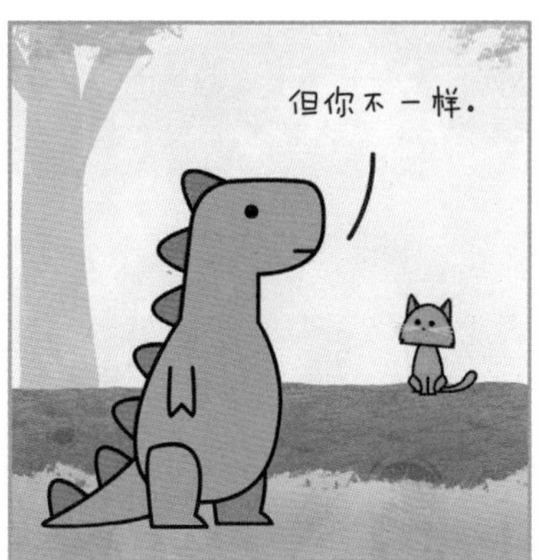
但你不一样。

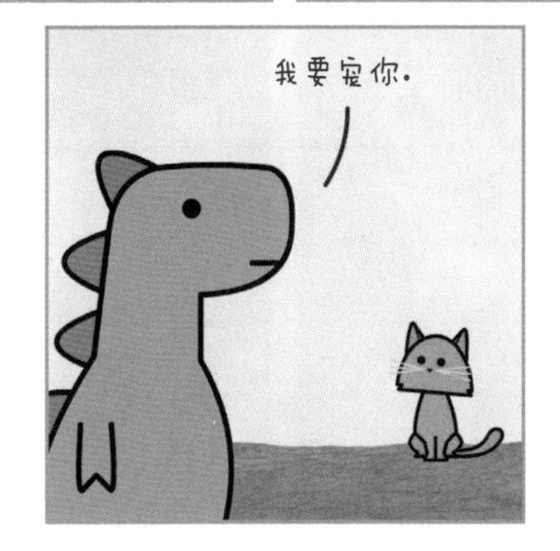
我要宠你。

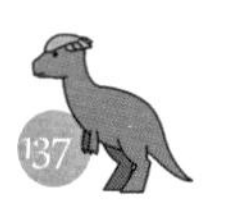

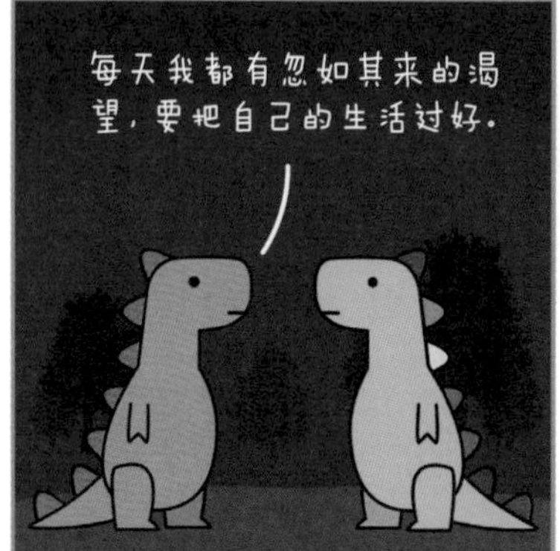
每天我都有忽如其来的渴望，要把自己的生活过好。

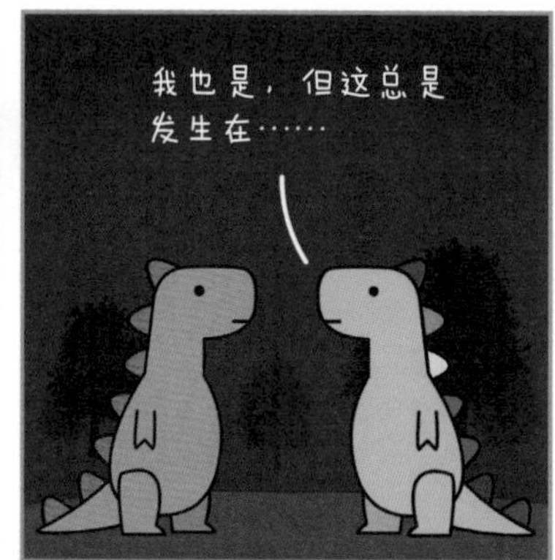
我也是，但这总是发生在……

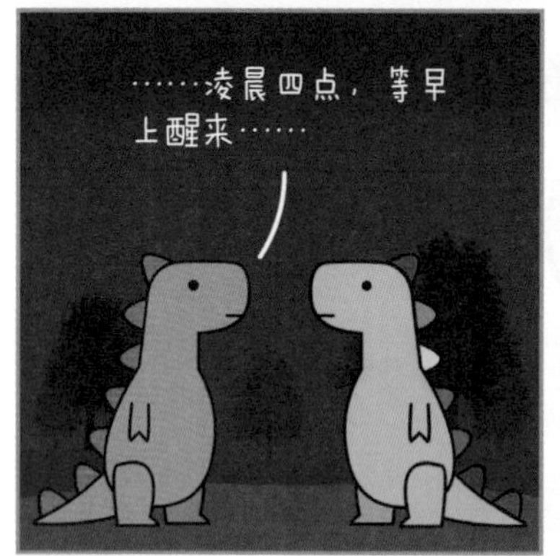
……凌晨四点，等早上醒来……

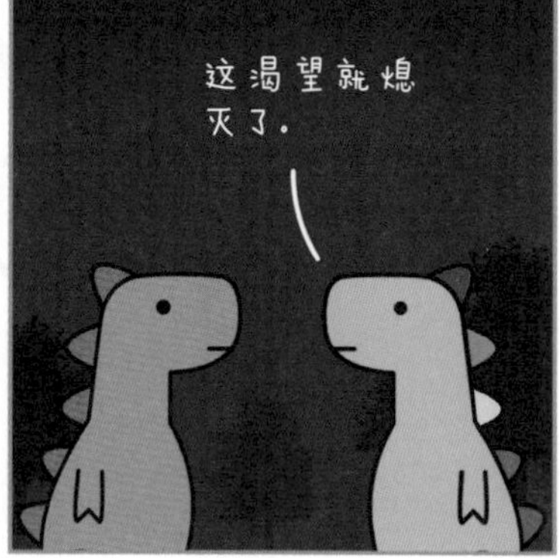
这渴望就熄灭了。